Dr. Patricia Bragg

Gesunder Körper
Gesunde Augen

Vollkommene Gesundheit

Im weitesten Sinne ist eine »vollkommene Gesundheit« eine Wechselbeziehung zwischen körperlichen, seelischen, emotionalen, sozialen und geistigen Eigenschaften. Die Fähigkeit des einzelnen Menschen, sich in seiner Umwelt zu behaupten, hängt davon ab, wie gut diese Komponenten zusammenwirken. Das erstrebenswerteste Merkmal für eine harmonische Persönlichkeit, ist ein gut entwickelter, gesunder Körper.

Wir können einen Menschen als gesund bezeichnen, wenn er als leistungsfähige Persönlichkeit frei von Schmerzen und Beschwerden ist. Er hat einen schmerzlosen, unermüdlichen, alterslosen Körper, der ausreichende Muskelkraft und Ausdauer besitzt, um in jeder Situation Haltung zu bewahren, die täglichen Pflichten zu erfüllen und Notfälle zu bewältigen. Er verfügt über genügend Energie, um sich nach seinem Arbeitstag seinen Hobbys und seinen gesellschaftlichen Verpflichtungen zu widmen. Er kann den Ansprüchen seiner Umwelt gerecht werden, weil seine Sinnesorgane einwandfrei arbeiten. Er ist unverwüstlich, so daß er sich rasch und ohne Stimulanzien von Müdigkeit, Anspannung, Streß und Belastungen erholt, und er erfreut sich nachts eines natürlichen Schlafes und fühlt sich am Morgen fit, wach und gut gerüstet für seine beruflichen Aufgaben.

Die vollkommene Gesundheit und Leistungsfähigkeit des Körpers zu erhalten erfordert Verständnis für den Körper, richtige Eßgewohnheiten und ein vernünftiges Leben. Die Folgen sind Glück, eine strahlende Gesundheit, Alterslosigkeit, Seelenfrieden, Freude am Leben und Erfolg.

Dr. Paul C. Bragg

Dr. Patricia Bragg

Dr. Patricia Bragg

Gesunder Körper
Gesunde Augen

Das Braggsche Gesundheitsprogramm
für ein besseres Sehvermögen

Waldthausen

Titel der in den USA erschienenen Originalausgabe:
»Better Eyesight«

2. Auflage 1996

Satz, Gestaltung und Druck:
Buchdruckwerkstätten Hannover GmbH

Dieses Buch wurde auf chlorfrei gebleichtem Papier gedruckt.

ISBN 3-926453-93-1

Printed in Germany

Inhaltsverzeichnis

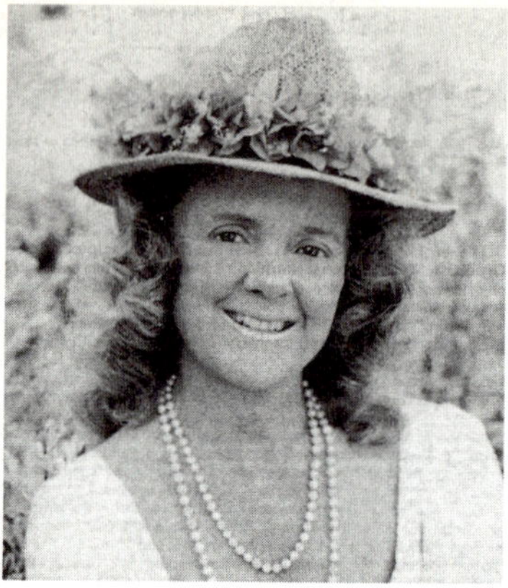

Dr. Patrica Bragg

Als Teenager hatte sie einen Autounfall und verlor vorübergehend das Sehvermögen. Mit Hilfe natürlicher Methoden stellte sich ihre vollkommene Sehschärfe (6/6) wieder ein und hat sie seitdem bewahrt.

Kapitel 1

Das Sehvermögen – Ihr höchstes Gut

»Benutzen Sie Ihre Augen! Leben Sie jeden Tag so, als ob Sie am nächsten Tag erblinden würden – und Sie werden eine Welt der Wunder entdecken, die Sie für selbstverständlich gehalten oder gar nicht gesehen haben!«

Diesen Rat gab *Helen Keller* vor mehr als 75 Jahren. Als Kind hatte sie durch eine schwere Krankheit das Sehvermögen, das Gehör und die Sprache verloren ... doch sie überwand diese Behinderung und wurde als Schriftstellerin und Fürsprecherin der Blinden weltberühmt. Sie lernte wieder sprechen und mit den Fingern zu »sehen« und zu »hören«. Aber die größte aller Gaben, das Sehvermögen, war nur eine Kindheitserinnerung für sie. Ihre Empfehlung an die Sehenden entsprang nicht dem Neid, sondern der Erkenntnis, daß dieses wunderbare Geschenk, das Sehvermögen, oft als Selbstverständlichkeit betrachtet und nicht voll genutzt oder gar falsch genutzt und mißbraucht wird.

Y X Z

P R F T

G C O 8 9

E B R F T B A

Y V N Z I E L P M

A H K U M D O R K L

U E B O 8 R S G Q R P

Z X Y U N W K R P B D O

Wie ich mein Sehvermögen wiedergewann

Ich weiß genau, was *Helen Keller* gemeint hat; denn ich weiß, was es bedeutet, das Sehvermögen zu verlieren. Zum Glück hatte ich es nur zeitweilig verloren, nicht für immer. Als Teenager und High-School-Studentin hatte ich einen schweren Verkehrsunfall und büßte für einige Zeit das Sehvermögen ein.

Mein Vater ermutigte mich und gab mir wertvolle Hinweise. So gelang mir eine 100%ige Genesung. Seitdem habe ich eine optimale Sehschärfe von 6/6.

Glauben Sie mir, es stimmt, daß man den wahren Wert seiner Augen erst schätzen lernt, wenn man nicht mehr sehen kann, und sei es nur vorübergehend! Mir ist mein Sehvermögen so wichtig, daß ich täglich eine gewisse Zeit damit verbringe, meine Augen durch natürliche Methoden zu kräftigen und mein gutes Sehvermögen zu bewahren.

Ein Lehrgang – keine Therapie

Ich bin sehr dankbar dafür, daß Gott mir gute Augen gegeben hat, und ich möchte mein Glück mit allen Menschen teilen. Darum habe ich dieses Buch geschrieben.

Es ist mein Wunsch und mein Ziel, anderen zu helfen, damit sie sich selbst helfen können! Ich kann es nicht für Sie tun. Sie müssen es selbst tun, indem Sie das Programm befolgen, das ich in diesem Buch vorstelle. Ich habe keine Heilmittel, keine ärztlichen Ratschläge und keine Therapie anzubieten. Das Braggsche Gesundheitsprogramm für ein besseres **Sehvermögen** ist keine Therapie – es ist ein Lehrgang.

Ich komme nur als Lehrerin zu Ihnen, um Ihnen zu zeigen, wie Sie mit dem kostbarsten Geschenk umgehen müssen, das Gott Ihnen gegeben hat – mit **Ihren Augen.**

Sie werden lernen, Ihr **Sehvermögen** zu verbessern, die Augen vor Überanstrengung zu schützen, die Anspannung zu lindern, die zu Erschöpfung, Kopfschmerzen und Schlafstörungen führt, und Augenbeschwerden vorzubeugen.

Sie werden lernen, wie Sie (in den meisten Fällen) wieder ein normales Sehvermögen herstellen und bewahren können, indem Sie ein einfaches Programm befolgen: richtige Pflege der Augen, Übungen für die Augenmuskeln, Entspannungsübungen und richtige Ernährung der Augen.

Ein warnendes Wort

Das Braggsche Gesundheitsprogramm für ein besseres Sehvermögen ist dafür gedacht, die

Arbeit des Augenspezialisten zu unterstützen – nicht zu ersetzen. Nur ein qualifizierter Augenarzt kann Augenkrankheiten diagnostizieren und behandeln oder die richtigen Gläser verordnen, um mechanische Fehler der Augen zu korrigieren (diese werden im Kapitel 3 besprochen).

Dies ist keines der unrealistischen »Werfen-Sie-Ihre-Brille-weg-Programme«, obwohl einige meiner Schüler mit diesem Kurs so erfolgreich waren, daß sie tatsächlich ohne ihre Brille auskommen konnten – wahrscheinlich deshalb, weil ihre Augenbeschwerden Symptome, aber keine Krankheiten waren. Der Zustand des Körpers beeinflußt die Augen, und die Augen beeinflussen den Körper. Zum Beispiel können Augenbeschwerden zu Magenstörungen führen und umgekehrt.

Einerlei, ob Sie eine Brille tragen oder nicht – es ist wahrscheinlich, daß Sie sich nicht genügend um Ihre Augen kümmern. Dieser Lehrgang möchte Ihnen helfen, Ihr natürliches Sehvermögen zu erhalten, mit oder ohne Brille. Sie werden mehr Freude am Leben haben, wenn Sie besser sehen können.

Tausende meiner Schüler, die dieses Programm befolgt haben, sind ihre Beschwerden losgeworden wie z. B. Überanstrengung der Augen, Kopfschmerzen, »Alterssichtigkeit«, blutunterlaufene Augen, tränende Augen, schwache Augen, müde und erschöpfte Augen.

Dieses Programm ist kein Allheilmittel, und ich warne Sie vor jedem Programm, das diesen Anspruch erhebt.

Wenn Sie ernste Schwierigkeiten mit den Augen haben, gehen Sie zu einem guten Augenarzt. Unabhängig davon, ob Sie Ihrer Kenntnis nach Augenprobleme haben oder nicht, sind regelmäßige Vorsorgeuntersuchungen eine gute Maßnahme.

Das wichtigste Sinnesorgan

Was Sie von der Welt wissen, hängt von Ihren Sinnen ab, vom Tastsinn, vom Geschmackssinn, vom Geruchssinn, vom Gehör und vom Gesichtssinn. Überlegen Sie einmal, wie viele Informationen Ihnen verlorengehen würden, wenn einer dieser Wege verschlossen wäre. Der wertvollste und vielseitigste aller Sinne ist der Gesichtssinn.

Ihre Augen sind Fenster zwischen Ihnen und der äußeren Welt. Durch sie lernen Sie nicht nur Ihre Umgebung kennen, sondern Sie lernen auch interpretieren, was Erfahrung und Erziehung Ihnen vermitteln. Gute Augen sind unerläßlich, um vom geschriebenen Wort zu lernen. Bücher können uns Wissen und Weisheit, Abenteuer, Reisen und Romantik schenken. Und vor allem hilft uns das Lesen, vernünftig zu denken – es kann uns lehren, wie wir Logik und Emotionen miteinander in Einklang bringen.

Wenn Sie ein Getreidekorn betrachten, sehen Sie möglicherweise etwas anderes als ein Bauer oder ein Künstler. Wichtig ist, was das Gesehene Ihnen bedeutet, und das hängt im wesentlichen davon ab, was Sie beim Gebrauch der Augen gelernt haben.

Wenn Sie ein Buch lesen, müssen die Augen nicht nur schnell eine Reihe von exakten Fotos machen, sondern Sie müssen auch die Worte erkennen und ihre Bedeutung verstehen.

Augenpflege ist in jedem Alter wichtig

Vom Aufstehen bis zum Schlafengehen investiert jeder Mensch eine Menge Energie, um in die Nähe und in die Ferne zu sehen.

Darum sollten wir Kindern beibringen, wie man den Körper und die Augen richtig pflegt. Ein kräftiger, gutgenährter Körper unterstützt ein gutes Sehvermögen. Wir müssen die Augen trainieren, gebrauchen und pflegen, so wie es die Natur vorgesehen hat.

Es gibt viele scheinbar zurückgebliebene Kinder, viele »Sitzenbleiber«, die einfach nur falsch ernährt und schlecht versorgt werden und die aus diesem Grund nicht gut genug denken oder sehen können, um die Ausbildung zu bekommen, die sie brauchen. Diese Probleme treten nicht nur bei armen Menschen auf. Es ist erschreckend, wie viele Menschen in unserer Überflußgesellschaft »unterernährt« (falsch ernährt) sind und nichts von richtiger Körperpflege wissen.

Wenn Sie Kinder haben, lehren Sie sie anhand dieses Programms, wie man Augen und Körper stärkt. Das gleiche sollten Sie und Ihr Ehepartner tun.

Viele ältere Menschen gehen mit Problemen, die denen von lernschwachen Teenagern ähneln, zum Augenarzt. Auch sie erzielen ausgezeichnete Resultate durch Augentraining.

Ich erinnere mich an einen pensionierten Ingenieur, der mich konsultierte. Er war sehr deprimiert, weil der große Traum, den er so viele Jahre lang während des Wartens auf den Ruhestand geträumt hatte, in nichts zerronnen war. Aus den Büchern, die er während seiner Berufstätigkeit aus Zeitmangel nicht hatte lesen können, war eine herrliche Bibliothek geworden. Sein großer Traum war es nun, als Pensionär in aller Ruhe diese vielen Bücher zu lesen und zu genießen. Doch als die Zeit gekommen war, mußte er feststellen, daß seine Augen nicht mehr stark genug waren, um lange zu lesen. Die Augen wurden müde, er bekam Kopfschmerzen, und oft schlief er ein, kaum daß er ein Weilchen gelesen hatte. Seine Augen waren auf die Leistung, die er ihnen abverlangte, nicht vorbereitet. Wie die Muskeln des Körpers werden auch die Augenmuskeln schwach und schlaff, wenn wir sie nicht trainieren. Ich verordnete diesem Herrn das gleiche Augentraining, das ich Ihnen in diesem Buch vorstelle – und nach kurzer Zeit las er bis zu drei Stunden ununterbrochen, ohne daß Probleme auftraten.

Kinder, ältere Menschen und viele Männer und Frauen in den besten Jahren überanstrengen ihre Augen ständig auf die eine oder andere Weise. Aber wenn Sie nur 30 Minuten am Tag für dieses natürliche Programm opfern, verringern Sie nicht nur die Belastung der Augen und stärken die Sehkraft, sondern Sie lindern auch nervöse Spannungen und verbessern Ihren Allgemeinzustand – und das gilt für Menschen jeden Alters!

Fangen Sie noch heute damit an, sich um Ihre wunderbaren Augen zu kümmern. Es sind die einzigen Augen, die Sie haben, und sie werden Sie mit einem guten Sehvermögen belohnen, wenn Sie freundlich mit ihnen umgehen. Behandeln Sie Ihre Augen gut, und Sie werden glücklich über den Lohn Ihrer Mühe sein!

Kapitel 2

Der Aufbau des Auges

Im Gegensatz zu einem verbreiteten Irrglauben ist das Auge kein empfindliches Organ. Es ist sogar eines der robustesten Organe des Körpers. Es kann eine enorme Menge Mißbrauch verkraften – und etwas anderes bleibt ihm auch gar nicht übrig. Solange der Mißbrauch nicht zu kraß ist, wartet, repariert und heilt es sich ständig selbst, genau wie der übrige Körper.

Wenn Sie Ihre Augen richtig pflegen, wenn Sie mit der Natur arbeiten, nicht gegen sie, dann werden Ihre Augen alterslos! Sie sind so beschaffen, daß sie mindestens 120 Jahre lang arbeiten können, und das sollte – wenn wir Vergleiche mit den Tieren anstellen – die normale Lebensspanne des Menschen sein. Ich habe einen lebenden Beweis dafür gesehen. Vor einigen Jahren traf ich in Florida einen Mann, der 120 Jahre alt war und noch seine volle Sehkraft hatte. Er konnte die kleinsten Druckbuchstaben ohne Hilfe einer Brille lesen, und auch in die Ferne sah er genauso klar und scharf.

Dreidimensionales Farbensehen

Der Ursprung des Sehens, wie wir es heute kennen, ist das Licht selbst. Sogar der primitivste einzellige Organismus, zum Beispiel die Amöbe, wird durch Licht stimuliert. Als sich komplexere Organismen entwickelten, bewirkte der Lichtreiz Veränderungen im Gewebe, so daß sich pigmentierte Bereiche (»Augenflecke«) heranbildeten, die besonders empfindlich auf Licht und Wärme reagierten. Mit der Zeit sprachen diese Augenflecke mehr auf Licht an als auf Hitze. Zuerst ragten sie ein wenig aus der Körperoberfläche empor; dann, als sie für das Überleben wichtiger wurden, zogen sie sich in eine schützende Höhle unter die Oberfläche zurück, wie etwa beim Seestern. Schleimabsonderungen sorgten für Sauberkeit.

Als der Kampf ums Überleben weiterging und sich komplexere Lebensformen entwickelten, wuchs eine Schutzhülle aus durchsichtiger Haut über das lichtempfindliche Gebiet und überzog den Schleim. Die Bildung eines »sehenden« Organs hatte begonnen. Wir können seine Evolution zurückverfolgen, wenn wir die niedrigeren Lebensformen betrachten, die heute noch existieren – Insekten, Fische, Reptilien, Vögel, Vierbeiner. Bevor diese Lebensformen entstanden, verband sich der innere Schleim zu einem Gebilde, aus dem später der Augapfel hervorging. Aus der

Schutzhülle wurde eine Linse, die die Lichtstrahlen bündelte und in eine Öffnung (die Pupille) lenkte. Empfindliche innere Zellen veränderten sich so, daß sie durch die Lichtstrahlen gereizt wurden und Signale zur Deutung an das Nervensystem, schließlich an das Gehirn, übermittelten.

Aus der Fähigkeit, Licht und Bewegung zu erkennen, entstand die Wahrnehmung von Formen und Gestalten. Jede Art entwickelte die lebenden optischen Instrumente, die ihrem Überleben am besten diente, von den Facettenaugen der Insekten bis zu den Augen der Raubtiere, die nachts sehen können.

Der Evolutionsdruck zwang die Primaten – von denen die heutigen Menschenaffen und Menschen übriggeblieben sind –, nach vorn zu sehen und Formen zu unterscheiden. Diese Fähigkeiten wurden lebenswichtig. Die Augen wanderten von den Seiten des Kopfes zur Vorderseite und arbeiteten als Paar zusammen. So entstand das binokulare (zweiäugige) oder dreidimensionale Sehen. Jedes Auge sieht dasselbe Objekt aus einem etwas anderen Blickwinkel, so daß die konvergierenden (zusammenstrebenden) Lichtstrahlen die Wahrnehmung der Tiefe, der Höhe und der Breite ermöglichen.

Obwohl manche Vögel, etwa der Adler, und einige Vierfüßer, beispielsweise der Tiger, ebenfalls nach vorn sehen, können nur Primaten dreidimensional sehen.

Nur menschliche Augen können Farben klar auseinanderhalten und dreidimensional sehen.

Natürlicher Schutz für die Augen

Da diese hochentwickelten Sehorgane lebenswichtig für das Überleben der menschlichen Art sind, hat die Natur besondere Schutzmaßnahmen getroffen.

Jedes Auge liegt in einer dicken Höhle aus Knochen, die nur den Teil des Auges freiläßt, der zum Sehen benötigt wird. Vorn ist die Höhle groß genug, um den Augapfel bequem aufzunehmen; hinten verengt sie sich. Unmittelbar hinter dem Auge ist die Höhle mit Fett gefüllt, das dem Auge als Polster dient, auf dem es sich drehen kann.

Augenbrauen über den Augen fangen Staubteilchen auf und hindern den »Schweiß des Angesichts« daran, in die Augen zu tropfen. Die Augenbrauen sind außerdem ein Schutzpolster gegen Stöße, die die Oberkante der Augenhöhle treffen könnten.

Auch die Wimpern dienen als Schild gegen Staub und andere Partikel.

Die Augenlider können sich blitzschnell schließen, um Insekten, Sand, Staub oder andere Eindringlinge abzuwehren oder grelles Licht zu dämpfen. Sie schließen sich sanft, um uns für kurze oder längere Zeit die entspannende Dunkel-

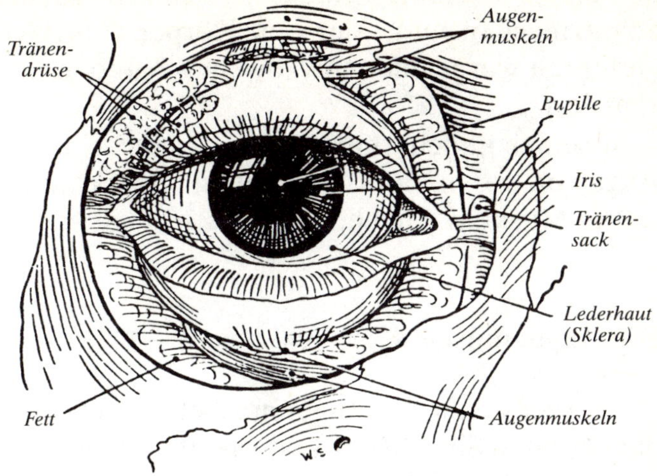

Die Abbildung zeigt das Auge von vorn. Das Augenlid wurde teilweise entfernt, damit die Tränendrüse sichtbar wird.

heit zu schenken, die unsere hart arbeitenden Augen so dringend brauchen.

Eine empfindliche Membran, die Bindehaut oder Konjunktiva, überzieht die oberen und unteren Augenlider innen sowie das vordere Auge vollständig und hindert fremde Objekte daran, in die Augenhöhle einzudringen.

Tränendrüsen und Kanäle sorgen dafür, daß die Augen gesäubert und geschmiert werden.

Die Nervenenden im Augengewebe sind hochempfindlich, und das ist wahrscheinlich der Hauptgrund dafür, daß die meisten Menschen das ganze Auge für »empfindlich« halten. Aber gerade diese Empfindlichkeit ist ein wirksamer Schutzmechanismus, der den Körper sofort vor Gefahren warnt und zur Abwehr »Truppen konzentriert«.

In seiner knöchernen Höhle geschützt, ist das Auge von zähen, faserigen Hüllen bedeckt, die in starke Muskeln eingebettet sind.

Die Augenmuskeln

Die sechs äußeren Augenmuskeln sind vorn an der obersten Schicht der Lederhaut und hinten an einer kleinen Öffnung an der Rückseite der Augenhöhle befestigt.

Die vier geraden Muskeln – einer an jeder Seite, einer oben und einer unten am unteren Augapfel – ziehen direkt von vorn nach hinten. Die anderen zwei, schräge Muskeln genannt, befinden sich an gegenüberliegenden Seiten des Augapfels; einer ist oben verankert, der andere unten. Beide verlaufen durch ein Band und dann in die hintere Augenhöhle.

Diese sechs Muskeln arbeiten von Natur aus synchron zusammen. Sie bewegen das Auge in verschiedenen Winkeln in alle Richtungen – nach oben, nach unten und zur Seite – und können es auch rollen. Ob diese Muskeln die Akkommodation (Fern-Nah-Einstellung) unterstützen und wenn ja, wie das geschieht, ist unter den Augen-

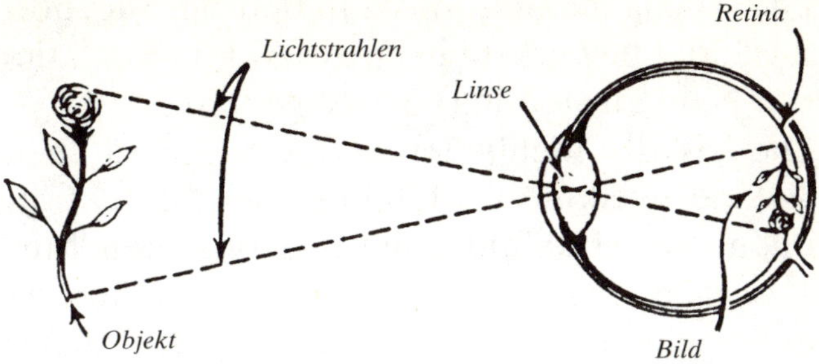

Das Auge des Menschen ist einer Kamera sehr ähnlich. Lichtstrahlen dringen ins Auge, kreuzen sich in der Linse und werden auf der Retina gebündelt.

spezialisten umstritten. Es gibt allerdings keinen Zweifel daran, daß es ihre Hauptaufgabe ist, das Auge zu bewegen.

Obwohl diese Augenmuskeln im Vergleich zu anderen Muskeln des Körpers klein sind, sind sie doch sehr stark, zäh und widerstandsfähig. Arbeit tut ihnen gut. Das normale Auge bewegt sich ständig und verändert seine Position etwa siebzigmal in der Sekunde, einerlei, ob wir schlafen oder wachen. Wenn Sie die Augen bei der Arbeit und beim Spiel richtig gebrauchen, werden diese Muskeln wie alle anderen Muskeln stärker.

Die inneren Augenmuskeln sind noch kleiner, aber – wie Spinnengewebe – extrem stabil und belastbar.

Die winzigen Ziliarmuskeln und die zugehörigen Bänder bewerkstelligen die Akkommodation (Fern-Nah-Einstellung) der Augenlinse.

Die Iris, die »Schließerin« des Auges, ist ebenfalls eine muskulöse Membran. Sie besteht aus runden und strahlenförmig angeordneten Muskelfasern mit einem Loch in der Mitte, das wir Pupille nennen, und sie reguliert die Lichtmenge, die ins Auge gelangt, indem sie die Pupille verengt oder erweitert.

»Der menschliche Körper hat eine Fähigkeit, über die keine Maschine verfügt: die Fähigkeit, sich selbst zu reparieren.«

George E. Crile jr.

Der komplizierte Mechanismus des Sehens

Das Auge wird oft mit einer Kamera verglichen – aber eigentlich ist das Gegenteil richtig. Die Kamera ist ein Versuch des Menschen, den komplizierten, lebenden Mechanismus des Auges mechanisch zu kopieren. Aber selbst die ausgeklügeltste moderne Kamera kann sich nicht mit den optischen Instrumenten messen, welche die Natur uns gegeben hat.

Die Hauptlinse des Auges ist die Hornhaut oder Cornea, der durchsichtige, gebogene Teil der stärkeren äußeren Membran (der Lederhaut oder

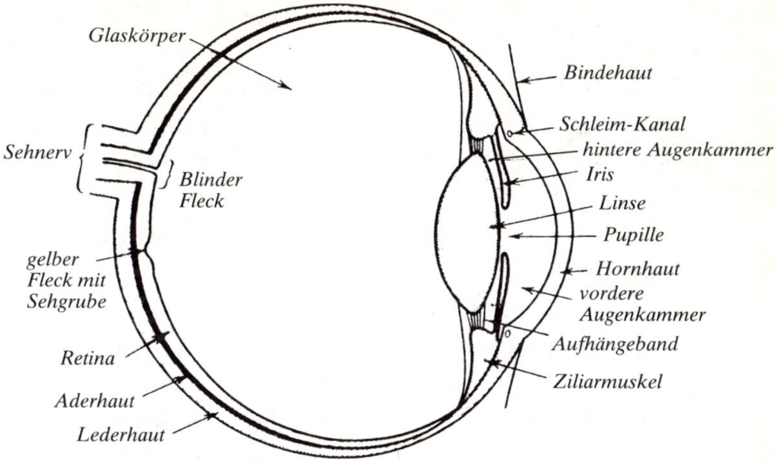

Querschnitt durch den rechten Augapfel

Sklera) unmittelbar vorn und in der Mitte des Auges. Der Rest der Lederhaut ist weiß und umhüllt den Augapfel, um ihn vor Verletzungen zu schützen. Im Gegensatz zur Kameralinse, die sich nicht selbst reparieren kann, hat die Hornhaut wunderbare regenerative Kräfte.

Etwas hinter der Hornhaut befindet sich die ringförmige Iris, deren Pigment den Augen ihre charakteristische Farbe verleiht. Von der Hornhaut gebrochene Lichtstrahlen gelangen durch die Pupille, eine Öffnung im Zentrum der Iris, ins Auge. Die winzigen, aber kräftigen Irismuskeln ziehen die Pupille zusammen oder erweitern sie, um die einfallende Lichtmenge zu regulieren. In hellem Licht wird die Pupille kleiner, in der Dämmerung wird sie größer.

Unmittelbar hinter der Pupille, an Bändern aufgehängt, befindet sich die Augenlinse (Lens crystallina), deren Krümmungsradius der kleine Ziliarmuskel verändert, um die korrekte Bündelung der Lichtstrahlen zu vervollständigen (Akkommodation).

Der Raum zwischen der Hornhaut und der Iris ist mit einer wasserklaren Flüssigkeit gefüllt, die man Kammerwasser oder Humor aquosus nennt. Lichtstrahlen durchqueren sie ungehindert. Fortsätze des Ziliarkörpers sondern diese Flüssigkeit unaufhörlich ab und leiten sie durch winzige Kanäle ins Augeninnere, welches mit dem gelartigen Glaskörper gefüllt ist. Das Kammerwasser hält nicht nur das Auge feucht, sondern es dient auch der Formerhaltung des annähernd kugeligen Augapfels.

Die Iris ist an beiden Seiten mit der zweiten Schicht des Auges, der Aderhaut oder Choroidea verbunden. Diese besteht aus einem Netz von Arterien und Venen, die Nährstoffe heranschaffen und Abbauprodukte entfernen.

Die sehr wichtige dritte Schicht des Auges, die Retina oder Netzhaut, ist leicht an der Aderhaut befestigt und zieht sich um die Seiten und den hinteren Teil des Augapfels. Hier befinden sich die hochempfindlichen Nervenzellen, die Bilder empfangen und ans Gehirn übermitteln, ferner die stäbchenförmigen Zellen, die Licht und Bewegung wahrnehmen, sowie die (beim Menschen zahlreicheren) zapfenförmigen Zellen, die Formen und Umrisse erkennen.

Am hinteren Teil der Retina mitten im »gelben Fleck« befindet sich ein winziger Fleck, die Sehgrube oder Fovea centralis, die Stelle des schärfsten Sehens. Einige Millimeter nasenwärts, dort, wo der Sehnerv ins Auge mündet, liegt ein kleiner »blinder Fleck«. Der Sehnerv nimmt Signale (Bilder-Botschaften) von den Nerven der Retina auf und befördert sie zu den beiden Lappen am hinteren Teil des Gehirns, wo das eigentliche »Sehen« stattfindet. Dort wird das Bild auch aufgezeichnet und im Gedächtnis gespeichert.

Denken Sie daran, daß wir zwei wunderbare optische Instrumente besitzen, die zusammenwirken, damit wir räumlich sehen und Farben wahrnehmen können! Aber wie viele Menschen pflegen ihre Augen so sorgfältig wie ein Fotograf seine Kamera?

Kapitel 3

Was führt zu Sehfehlern?

Wenn diese optischen Instrumente, die die Natur uns gegeben hat, so wunderbar sind – warum haben wir dann Augenprobleme?

Darauf gibt es zwei Antworten.

Erstens strebt die Natur stets nach Vollkommenheit und arbeitet darauf hin, allerdings ohne sie immer zu erreichen. Manche Menschen haben von Geburt an Augenfehler. Aber ein anderes Geschenk der Natur, die menschliche Intelligenz, hat Mittel und Wege gefunden, um diese Defekte zu korrigieren, und diese Verfahren werden ständig verbessert. Dies ist das Gebiet der Augenheilkunde.

Zweitens ärgern uns die Augen nicht halb so viel, wie wir sie ärgern! Wir vernachlässigen ihre Pflege und Ernährung, wir trainieren sie nicht richtig, und wir stellen unvernünftige Anforderungen an sie. Auch diese Fehler kann der menschliche Verstand beheben – und genau darum geht es in diesem Buch! Ich möchte Ihnen zeigen, wie Sie sich besser um Ihre Augen kümmern können.

Die Zivilisation stellt hohe Ansprüche an die Augen

Der technische Fortschritt in den vergangenen paar Jahrhunderten, vor allem in diesem Jahrhundert, hat sich derart beschleunigt, daß die biologische Anpassung des Menschen nicht damit Schritt halten konnte.

Denken Sie einmal darüber nach, wie viele Zehntausende von Jahren diese menschlichen Augen so gebraucht wurden, wie es die Natur ursprünglich beabsichtigt hatte – für Arbeiten und Vergnügungen, die nur oder hauptsächlich mit dem Sehen in die Ferne und bei Tageslicht verbunden waren. Die meisten Menschen benutzten ihre Augen auf diese Weise – bis vor relativ kurzer Zeit die industrielle Revolution und die zunehmende Verbreitung von Gedrucktem eine neue Ära einleiteten.

Die moderne technische Entwicklung stellt immer höhere Anforderungen an die Augen, auf die sie nicht eingerichtet sind. Sie müssen zum Beispiel bei hoher Geschwindigkeit in die Ferne sehen, bei künstlichem Licht aus kurzer Entfernung Präzisionsarbeit leisten, stundenlang lesen, schnell lesen, Filme anschauen, in der Nacht sehen, sich rasch anpassen und den Blickwinkel ändern. Und zu allem Überfluß reizen Luftschadstoffe auch noch die Augenschleimhäute.

Der ganze übrige Streß des modernen, temporeichen Lebens kommt zu all diesen Belastungen noch hinzu! Die Gesamtheit aller negativen Einflüsse unserer Zivilisation verschlimmert jeden angeborenen Augenfehler und ruft außerdem Symptome hervor, die wir für Augenfehler halten – Kopfschmerzen, müde Augen, Augentrübung usw.

Es ist unvernünftig, von den Augen zu erwarten, daß sie mit all diesen Problemen ohne Hilfe zurechtkommen. Im Laufe vieler Jahrhunderte werden die Augen und andere Teile des menschlichen Körpers sich zweifellos durch Anpassung verändern, und eines Tages wird unsere biologische Ausrüstung vielleicht mit unserer technologischen gleichziehen – aber nicht während unseres Lebens und des Lebens vieler weiterer Generationen, die nach uns kommen. Was also können wir heute tun, um unsere Augen zu schützen und zu stärken?

Wir müssen unseren Augen auf jede erdenkliche Weise helfen, indem wir einen starken, gesunden Körper heranbilden, die verfügbaren optischen Instrumente nutzen, um mechanische Defekte auszugleichen, und ein natürliches Programm für gesunde Augen befolgen, so wie es in diesem Buch beschrieben wird.

Sind Brillen notwendig?

Die Antwort auf diese Frage lautet »ja und nein«.

Korrekturlinsen, entweder Brillen oder Kontaktlinsen, sind definitiv notwendig, um mechanische Fehler der Hornhautform oder -krümmung auszugleichen. Wenn solche Defekte vorliegen, werden die Lichtstrahlen auf der Retina nicht richtig gebündelt. Die drei häufigsten Brechungsfehler sind:

1. Die **Weitsichtigkeit** (Hyperopie), bei der ferne Gegenstände klar, nahe Objekte jedoch nur verschwommen gesehen werden, weil der Brennpunkt der Lichtstrahlen von nahen Objekten hinter der Retina liegt.

2. Die **Kurzsichtigkeit** (Myopie), bei der nahe Gegenstände klar, ferne Objekte dagegen verschwommen gesehen werden, weil die Lichtstrahlen von fernen Gegenständen sich vereinigen, bevor sie die Retina erreichen.

3. Der **Astigmatismus**, bei dem Unregelmäßigkeiten in der Form der Hornhaut dazu führen, daß die Lichtstrahlen sich an derselben Stelle der Retina vereinigen. Die Folge ist ein verschwommenes Abbild sowohl von fernen wie auch von nahen Objekten.

Diese Defekte belasten die Linse über Gebühr, wenn sie sich bemüht, die Fehler der Hornhaut auszugleichen. Die Folge sind Kopfschmerzen und andere unangenehme Symptome.

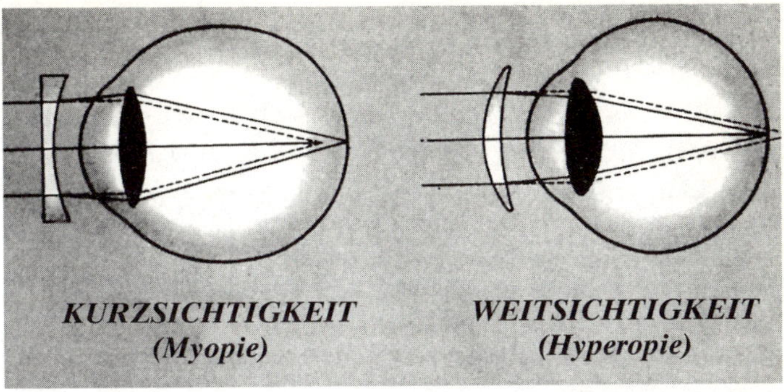

Die gepunkteten Linien zeigen den Weg der einfallenden Lichtstrahlen ohne Brille. Die durchgezogenen Linien stellen Lichtstrahlen dar, die Korrekturlinsen (Brillengläser) durchqueren.

Diese drei mechanischen Brechungsfehler kann man – und sollte man – durch eine richtige Brille oder die richtigen Kontaktlinsen ausgleichen. Dies zu unterlassen bedeutet bewußte Vernachlässigung nicht nur der Augen, sondern der Gesundheit insgesamt. Überanstrengte Augen verursachen nervliche Anspannung, Reizbarkeit und eine ganze Kette von stärker werdenden Beschwerden, die sich sogar zu Krankheiten entwickeln können. Lassen Sie sich nicht aus Eitelkeit dazu verleiten, auf eine Brille zu verzichten, wenn Sie eine brauchen! Seien Sie realistisch. Millionen Menschen werden mit diesen mechanischen Defekten geboren. Solche Fehler sind keine Augenkrankheiten, sondern nichts weiter als natürliche Unzulänglichkeiten, die durch Korrekturlinsen ausgeglichen werden können, so daß Sie wieder normal sehen und Ihr Sehvermögen erhalten bleibt.

Seit vielen Jahren gibt es Bücher, die Sie auffordern, die Brille »wegzuwerfen«, und Ihnen ein »vollkommenes Sehvermögen ohne Brille« versprechen. Tausende solcher Bücher werden verkauft, weil viele Menschen einfach keine Brille tragen möchten. Manche betrachten Brillen offenbar als Krücken, und es fällt ihnen schwer, sich damit abzufinden, daß sie mit einem mechanischen Augenfehler geboren wurden. Es ist immer hart, wenn ein Mensch eingestehen muß, daß er mit einem Fehler behaftet ist.

Derartige menschliche Vorurteile rufen den Drang hervor, die Natur zu besiegen und nach Strohhalmen zu greifen. Dieser Impuls ist so heftig, daß die Anwender bestimmter Methoden – z. B. »Sehen ohne Brille« – einen fast religiösen Glauben haben und ihre Kritiker mit heiligem Zorn angreifen.

Es ist wahr, daß ich viele Leute kenne, die ihre Brille wegwarfen, nachdem sie ein sorgfältig ausgearbeitetes Programm für natürliche Gesundheit der Augen befolgt hatten. Aber es wäre falsch zu behaupten, daß jeder Kurzsichtige und jeder Weitsichtige und jeder Astigmatiker auf seine Brille verzichten kann, wenn er ein Augentraining absolviert.

Es gibt noch andere Defekte, die ähnliche Symptome wie die Augenfehler hervorrufen, obwohl sie mit den Augen nichts zu tun haben, und ohne Zweifel sind sie für die »Heilungen« verantwortlich, die der Antibrillenkult für sich beansprucht.

Brillen beseitigen keine Symptome, die sich als Augenfehler tarnen, aber andere Ursachen haben. Fehlernährung, bestimmte Vitaminmangelzustände, Erschöpfung, anhaltender Streß aller Art, emotionale Störungen, Hypochondrie (übertriebene Angst um die Gesundheit und krankhafte Selbstbeobachtung), seelischer Druck, verschiedene Krankheiten und sogar bloße Langeweile rufen häufig Symptome wie Kopfweh, Augentrübungen, Doppelbilder, Schläfrigkeit, müde Augen und Augenschmerzen hervor.

Der qualifizierte Augenarzt untersucht heutzutage nicht nur die Augen, sondern hält auch nach den eigentlichen Ursachen der Augenbeschwerden Ausschau. Oft verordnet er keine Korrekturlinsen, sondern eine Ernährungsumstellung oder Vitaminzusätze, oder er überweist den Patienten an einen anderen Arzt oder Psychiater, der die Ursache der Symptome behandeln kann.

Genieren Sie sich nicht, eine Brille zu tragen

Wenn sich erweist, daß Ihre Beschwerden auf angeborene mechanische Fehler der Augen zurückgehen, sollten Sie sich nicht schämen, sondern dankbar dafür sein, daß Sie durch eine Brille die normale Sehkraft erlangen können.

Es ist überhaupt nichts verkehrt an einem Menschen, der eine Brille trägt. Ich verstehe nicht, warum man solch ein Aufhebens davon macht.

Einige der erfolgreichsten Männer und Frauen tragen Brillen. Ich habe einmal das berühmte Tennisturnier in Wimbledon besucht, als die damals international berühmte *Billie Jean King* den Titel der Damen gewann – und sie trug eine Brille. Sie trug sie den ganzen Tag über, und das hinderte sie nicht daran, die beste Tennisspielerin der Welt zu werden.

Wenn Sie eine Brille tragen, ist es um so wichtiger, daß Sie gut für Ihre Augen sorgen, am besten mit einem Programm für die natürliche Gesundheit der Augen, wie es in diesem Buch vorgestellt wird. Die Brille gleicht mechanische Fehler aus, und das Programm hilft Ihnen, die Augen fit zu halten.

Tragen Sie keine randlose Brille

Randlose Brillen, wie Millionen Menschen sie tragen, sind eine Gefahr für den Träger. Diese Tatsache ist nicht allgemein bekannt. Offenbar werden die durchs Glas einfallenden Sonnenstrahlen auf die Ränder der Linse – auf jenen Teil, der den Wangen am nächsten ist – reflektiert und gebündelt. Die Lichtkonzentration in diesem Bereich der Wangen erhöht die Hauttemperatur um bis zu ein Grad über die Temperatur der benachbarten Hautpartie hinaus.

Die Folge ist eine »Verbrennung« der Haut unmittelbar unter dem Rand der Linse. Es ist so ähnlich, wie wenn man Sonnenstrahlen mit einem Vergrößerungsglas bündelt und Papier anzündet. Zu dieser Verbrennung der Wangen kommt es Tag für Tag, wenn Sie eine randlose Brille tragen, und die ständige Reizung kann zu schweren Hautkrankheiten führen.

Warnen Sie alle Ihre Bekannten, die randlose Brillen tragen vor den ernsten Folgen. Und wenn Sie selbst eine tragen, tauschen Sie sie sofort gegen eine andere.

Achten Sie darauf, daß Sie die richtige Brille bekommen

Es ist eine Sache, die Augen von einem Augenarzt untersuchen zu lassen, der dann bei Bedarf ein Rezept für Korrekturlinsen ausstellt, und allzuoft ist es eine andere Sache, die Brille zu bekommen, die dem Rezept entspricht! Wenn die Linsen nicht präzise die verordnete Krümmung aufweisen, kann Ihre Brille mehr Schaden als Nutzen anrichten.

Führende Augenärzte, zum Beispiel *Dr. Lester E. Janoff* von der Hochschule für Optometrie des Staates Pennsylvania – eine von zwölf Hochschulen dieser Art in den USA –, weist darauf hin, daß dieses Problem sich verschlimmert hat, seitdem es »Billigbrillen«* gibt, die möglichst schnell und preisgünstig geschliffen werden. Es ist schwieriger, Plastik korrekt zu schleifen, und die besonders großen Brillengläser, die heute so beliebt sind, sind am Rand nicht immer einwandfrei. Außerdem verbiegen Metallrahmen oft die Linsen, während Plastikrahmen sich an die Form der härteren Linse anpassen.

Experten sind der Ansicht, daß die Linsen wahrscheinlich falsch sind, wenn Ihnen eine neue Brille nach 48 Stunden immer noch unbequem vorkommt. In diesem Fall sollten Sie damit zu dem Arzt gehen, der das Rezept ausgestellt hat, damit er die Krümmung prüft. Er macht das mit einem hochempfindlichen Instrument, dem Linsometer, das qualifizierte Augenärzte und Optiker verwenden, um zu bestimmen, ob eine Linse richtig geschliffen ist oder nicht. Wenn sie fehlerhaft ist, sollten Sie darauf bestehen, daß der Optiker neue Linsen für Sie macht – und bleiben Sie stur, bis Sie die richtige Brille haben.

* In Deutschland dürfte diese Schwierigkeit kaum bestehen. Sowohl bei Optikern als auch bei Anbietern billiger Brillen dürften die Linsen immer korrekt sein. Auch bei »billigen« Brillen stammen die Gläser von Optikern. Der Preisunterschied liegt bei uns am Gestell, nicht an den Gläsern.

Kontaktlinsen

Die erste Kontaktlinse – das ist eine Korrekturlinse, die unmittelbar auf dem Augapfel aufliegt – schuf das Allround-Genie *Leonardo da Vinci* im Jahre 1508. Er verwendete Wasser, dessen Brechungsindex dem der normalen Hornhaut ähnelt. *Leonardos* Linse war eine kleine, durchsichtige, gekrümmte Augenschale, die mit Wasser gefüllt und aufs Auge gelegt wurde. Wie viele andere Neuerungen war auch diese so einfach, daß sie schon wieder schwierig war – zumindest damals. Dann kam die Erfindung der Brille dazwischen, und es dauerte Jahrhunderte, bis man ernsthaft versuchte, Kontaktlinsen zu entwickeln.

Es ist interessant, daß die ersten modernen Kontaktlinsen *Leonardos* Verfahren kopierten und einen Schritt weiterführten. Die neue Linse war eine dünne, untertassenähnliche Glasschale, die mit Wasser von der Augenoberfläche getrennt, aber unter das Augenlid geschoben wurde. Sie rief jedoch Unbehagen hervor, weil das Auge das Wasser absorbierte (aufsaugte) und das trockene Glas danach die Oberfläche reizte.

Das gleiche Problem trat bei den ersten Plastiklinsen auf, obwohl man diese der Augenform genau anpassen konnte. Doch die offenkundigen Vorteile einer unzerbrechlichen Kontaktlinse spornte die wissenschaftliche Forschung an, und während des zweiten Weltkrieges stellte man umfangreiche praktische Versuche an. Man schuf Linsen mit Öffnungen, die es der natürlichen Augenflüssigkeit ermöglichten, die Oberfläche zu befeuchten. Dann wurden Linsen entwickelt, die nur auf der Hornhaut auflagen (»schwimmende Linsen«).

Schließlich entdeckte man, daß die Hornhaut wie die Haut atmen muß: Sie benötigt den direkten Kontakt mit der Luft und nimmt Sauerstoff auf, so wie die Haut es durch ihre Poren tut. Dies führte zur Entwicklung der modernen Kornealinse, die der Form der Hornhaut angepaßt ist und nach Rezept geschliffen wird. Sie schwimmt ebenfalls auf dem Auge, stört nicht den Fluß der Tränen und der natürlichen Augenflüssigkeit und hat winzige Luftlöcher, damit die Hornhaut atmen kann.

Diese luftdurchlässigen Korneallinsen sind nicht nur sicher und sehen gut aus, sondern sie erlauben eine normale Sicht in alle Richtungen und unter jedem Blickwinkel, weil sie sich mit den Augen bewegen. Man nimmt an, daß dieser Umstand der Grund für einen anderen, unerwarteten Vorteil ist: Die verordnete korrigierende Wirkung bleibt ohne Anpassungen »von selbst« erhalten, und zwar viel länger als bei Brillen oder Kontaktlinsen, die das ganze Auge bedecken. Manchmal kann man dieselbe Linse unbegrenzt lange tragen, und sie bessert sogar Kurzsichtigkeit. Kontrollierte Studien mit Hunderten von

Kurzsichtigen haben gezeigt, daß die Kurzsichtigkeit durch das Tragen dieser Linse nicht zunimmt, und in einigen Fällen wird sie sogar reduziert.

Leider kann nicht jeder Mensch Kontaktlinsen tragen. Es gibt bestimmte Bedingungen, unter denen sie eindeutig kontraindiziert (ungeeignet) sind, zum Beispiel Augenentzündung, Mangel an Tränenflüssigkeit oder überempfindliche Augäpfel. Neue, weichere Linsen sind entwickelt worden; manche Menschen, die keine harten Linsen vertragen, kommen mit diesem Typ zurecht. Nur der Augenarzt kann entscheiden, ob Sie Kontaktlinsen tragen dürfen oder nicht. Wenn ja, können Sie sich eines normalen Sehvermögens erfreuen und dabei nahezu die gleiche Freiheit genießen wie Menschen ohne mechanische Augenfehler. Wenn nicht, sollten Sie Ihre Brille mit Stolz tragen und dankbar für die Sehschärfe sein, die sie Ihnen gibt.

Einerlei, ob Sie eine Brille oder Kontaktlinsen oder keines von beiden tragen – halten Sie sich strikt an Ihr Programm für natürliche Gesundheit der Augen! Ihr Sehvermögen profitiert auf jeden Fall davon.

Vorsicht mit dunklen Gläsern

Eine Mode, die den Augenarzt nachts wachhält, ist das Tragen von dunklen Brillen oder

Sonnenbrillen. Diese Torheit begann in Hollywood. Ursprünglich sollten die dunklen Gläser nur die Schauspieler vor dem grellen Licht der Scheinwerfer und dem kalifornischen Sonnenschein schützen. Bald stellte sich jedoch heraus, daß dunkle Brillen eine Möglichkeit boten, unerkannt zu reisen, vor allem wenn man sie in einem Nachtclub trug.

Die dunklen Brillen gefielen schließlich auch dem Rest der Bevölkerung, teils weil die Leute die Stars imitieren wollten, teils weil sie hofften, man werde sie für prominent halten. So erlebte das relativ unbedeutende Geschäft mit Strandbrillen einen wahren Boom, und viele Leute trugen von nun an Sonnenbrillen am Morgen, am Mittag und am Abend, am Strand und anderswo. Seitdem der ursprüngliche Zweck keine Rolle mehr spielt, halten viele Menschen dunkle Brillen für eine Selbstverständlichkeit.

Daß dunkle Brillen heute allgemein akzeptiert werden, ist im Grunde ein Zeichen mangelnden Vertrauens in die Natur, die das menschliche Auge ausreichend gegen gewöhnliches Sonnenlicht geschützt hat – außer wenn es von Wasser, Schnee oder Sand reflektiert wird. Die Augenlider dienen als Markisen, die die äußere Oberfläche der Augen beschatten, und die Pupillen können sich zusammenziehen, damit nicht zuviel Licht ins Augeninnere gelangt.

Die Beliebtheit der dunklen Brillen hat dazu geführt, daß man immer neue Rechtfertigungen dafür sucht. Manche Frauen behaupten, dunkle Gläser verhinderten das Zusammenkneifen der Augen bei hellem Sonnenschein und damit die Bildung von Falten und Krähenfüßen. Aber ein Hut mit breitem Rand erfüllt den gleichen Zweck. Man sagt auch, Sonnenbrillen könnten »das Licht kühlen« und »weich machen« oder sie seien ein Stärkungsmittel für den müden Körper, der sich in der Sonne entspannen möchte. Man behauptet sogar, die Arbeitsleistung erhöhe sich, wenn in der Fabrik und im Büro Sonnenbrillen getragen würden. Und man traut den dunklen Gläsern zu, daß sie »das gute Licht durchlassen und das schlechte herausfiltern« und »die Sehkraft bessern«. Augenspezialisten sagen nein zu jeder einzelnen dieser Behauptungen! Meiner Meinung nach sind alle diese »Vorteile« auf psychologische, nicht auf physikalische Ursachen zurückzuführen.

Selbstverständlich gibt es Fälle, in denen Sonnenbrillen angezeigt sind. Menschen, die überempfindlich gegen Licht sind, die an bestimmten Augenkrankheiten leiden oder an deren Arbeitsplatz das Licht ungewöhnlich hell ist oder direkt in die Augen fällt, finden sie ganz gewiß nützlich. Fischer und Schiffer brauchen dunkle Brillen zum Schutz vor dem grellen Licht, das vom Wasser reflektiert wird. Fernfahrer benötigen sie zum Schutz gegen das helle Sonnenlicht, das die Straße reflektiert. Skifahrer können damit der »Schneeblindheit« vorbeugen. Strand- oder Wüstenbesucher schützen sich damit vor der Lichtflut, die der Sand reflektiert.

Der gewohnheitsmäßige Gebrauch von Sonnenbrillen in Sommer- oder Winterurlaubsorten oder anderswo schadet aber den Augen. Viele Leute blicken in die Sonne, während sie sonnenbaden. Das ist besonders gefährlich, weil die Gläser das Licht wie ein Brennglas konzentrieren. Dunkle Gläser beim Autofahren in der Nacht zu tragen, ist nicht nur schädlich, sondern lebensgefährlich, da sie die Sehschärfe erheblich verringern – und nachts braucht der Autofahrer soviel Licht wie möglich.

Einerlei, ob Sie sich eine Brille verschreiben lassen oder ob Sie eine Sonnenbrille tragen – die einzige Regel für gesunde Augen lautet: Kaufen Sie das Allerbeste! Verwenden Sie sowohl in normalen Brillen wie auch in Sonnenbrillen Plastiklinsen, die das volle Lichtspektrum und UV-Strahlen durchlassen. Die Linsen für Ihre Sonnenbrille können Sie nach Rezept schleifen lassen. Sie sollten einen speziellen Belag haben, der mindestens 60 bis 75 % des Lichtes einschließlich UV nicht herausfiltert.

Aber bitte tragen Sie Ihre Sonnenbrille **nur bei grellem Licht**, es sei denn, Ihr Augenarzt gibt Ihnen eine andere Anweisung.

Augenkrankheiten

Sie befolgen das hier beschriebene Programm für natürliche Gesundheit der Augen, damit Ihre Augen so gesund bleiben, daß es zu keinen ernsten Störungen oder Krankheiten kommt. Wenn Sie jedoch Ihre allgemeine Gesundheit und die Pflege der Augen längere Zeit vernachlässigt haben, dürfen Sie keine Wunder erwarten. Vielleicht leiden Sie bereits an einer Krankheit, die Ihr Sehvermögen erheblich beeinträchtigt, oder eine solche Krankheit droht sich zu entwickeln.

Regelmäßige Untersuchungen, am besten einmal im Jahr, durch einen qualifizierten Augenarzt tragen dazu bei, ernsten Störungen vorzubeugen oder sie im Frühstadium zu diagnostizieren und fachkundig zu behandeln. Versuchen Sie nicht, Ihr eigener »Augendoktor« zu sein! Selbst eine scheinbar geringfügige Entzündung der Augen oder der Augenlider kann das Symptom oder die Vorstufe einer ernsteren Störung sein.

Das Glaukom kann beispielsweise von Schmerzen begleitet sein, die ein Warnsignal sein sollen (das ist jedoch nicht immer der Fall). Es ist auf ungleichmäßigen Druck im Inneren des Augapfels zurückzuführen. Dieser Druck wird, wie bereits erwähnt, von der Menge und vom Fluß des Kammerwassers reguliert. Diese Krankheit kann sich unbemerkt entwickeln, und die mögliche Folge ist Blindheit. Es ist noch nicht bekannt, ob das Glaukom erblich ist oder nicht; doch man weiß, daß es in Familien oft mehrfach vorkommt. Sie sollten Ihren Augendruck ohnehin regelmäßig prüfen lassen; aber wenn ein Angehöriger am Glaukom leidet, ist die Vorsorgeuntersuchung ein absolutes Muß, damit Sie sich beim ersten Anzeichen sofort behandeln lassen können. Zögern kann gefährlich sein.

Der **graue Star** ist eine der häufigsten Augenkrankheiten. Er ist auf eine Trübung der Linse oder der sie umschließenden Kapsel zurückzuführen. Dadurch wird der Lichteinfall in mehr oder weniger großem Umfang reduziert. Wenn sich der graue Star verschlimmert, nimmt das Sehvermögen ab, und völlige Blindheit kann die Folge sein. Gewöhnlich erkranken beide Augen. Bei Kindern und jungen Erwachsenen ist dieses Leiden nicht selten; aber am häufigsten kommt es bei älteren Menschen vor.

In den meisten Fällen ist die Ursache des grauen Stars nicht eindeutig feststellbar; manchmal scheint er allerdings auf Verletzungen zurückzugehen. Einige Augenspezialisten glauben, er werde von giftigen Säurekristallen hervorgerufen. Es ist wahr, daß Gifte sich eine Schwachstelle des Körpers suchen und sich dort festsetzen.

In manchen Fällen ist eine Operation wohl die einzige Lösung. Ein 86 Jahre alter Mann, der eines meiner Seminare besuchte, hatte grauen Star an beiden Augen und sah sehr schlecht. Ich riet ihm, sich die Augen nacheinander operieren zu lassen.

Beide Operationen waren ein großer Erfolg. Nach den Operationen hielt er sich an mein Trainingsprogramm für gesunde Augen und lebte noch weitere zwölf Jahre bei nahezu vollkommenem Sehvermögen.

Zusammenhang zwischen der Gesundheit der Augen und der Zähne

Zwischen Augenproblemen und Zahnschäden oder ungenügender Zahnpflege besteht nach den Erkenntnissen der Medizinforscher ein klarer Zusammenhang. Das Netzwerk aus Gesichtsnerven, Blutgefäßen, Lymphdrüsen und Kieferknochen kann Entzündungen von kranken Zähnen zu den Augen weiterleiten. Eine Studie der Uveitis-Klinik des Allgemeinen Krankenhauses der Philippinen belegt beispielsweise, daß sich etwa 60 % der untersuchten Uveitisfälle auf eine Infektion der Zähne oder des Zahnfleisches zurückführen ließen. Diese Entzündung der mittleren Augenhaut (Uvea)* läßt manchmal Narben auf der Hornhaut zurück, und in schweren Fällen kann Blindheit die Folge sein. Auch von anderen Infektionen weiß man, daß sie sich vom Mund zu den Augen ausbreiten können.

Achten Sie also auf eine gute Zahnpflege als Teil Ihres Gesundheitsprogramms für die Augen!

* Hauptbestandteile: Iris und Aderhaut zusammen.

Und gehen Sie zu einem guten Zahnarzt. Man hat festgestellt, daß Kopfschmerzen und Augenbeschwerden, die nicht auf Störungen oder Defekte der Augen selbst zurückzuführen sind, ihren Ursprung oft in einer schlechten oder sorglosen Zahnbehandlung haben.

Schaden Fernsehen und Kino den Augen?

Eine große Gefahr für die Gesundheit der Augen kommt per Fernsehen ins Haus. Abgesehen von seinen sozialen Folgen (von chronischer Hysterie bis zum Familienchaos) verursacht das Fernsehen nach Ansicht von Fachleuten keine bleibenden Augenschäden, sofern der Betrachter den richtigen Abstand vom Gerät einhält. Ein Abstand von etwa 2 Metern ist zu empfehlen, wenn man ein Schwarzweißgerät besitzt. Wer einen Farbfernseher hat, sollte einen Abstand von 4,50 Metern einhalten. Wenn Sie »am Bildschirm kleben«, bekommen Sie zuviel Strahlung ab. Kinder sind am meisten gefährdet; denn sie wollen oft nahe am Bildschirm sitzen.

Wenn Sie zu lange fernsehen oder Kinofilme betrachten, sind müde und überanstrengte Augen die Folge. Im Kino sollten Sie sich nie zwei Filme hintereinander ansehen, und Eltern sollten die Fernsehzeit (und das Programm) für ihre Kinder gut einteilen – am besten auch für sich selbst!

Lassen Sie den Blick von einem Teil des Bildschirms zum anderen wandern, damit Sie nicht immer auf denselben Punkt starren. Blinzeln Sie häufig, und schauen Sie gelegentlich vom Bildschirm weg, um die Belastung der Augen zu lindern.

Längere Fernsehsitzungen oder Kinoaufenthalte können Augenfehler verschlimmern. Wer an Brechungsfehlern oder Störungen der Augenmuskeln leidet, die normalerweise keine Beschwerden hervorrufen, muß mit Kopfschmerzen oder anderen Symptomen rechnen, wenn er ferngesehen hat oder im Kino war.

Lesen und arbeiten Sie bei richtiger Beleuchtung

Es kann den Augen schaden, wenn Sie bei zu starkem oder zu schwachem Licht längere Zeit Näharbeit verrichten oder lesen. Eine 40-Watt-Birne aus weißem Milchglas in einer gut reflektierenden Lampe gibt ungefähr die richtige Lichtmenge ab, wenn sie etwa 60 Zentimeter von der bedruckten Seite oder vom Briefpapier entfernt ist.

Wenn Sie in einem Büro arbeiten, ist es am besten, moderne, fast flimmerfreie Neonröhren mit breitem Spektrum zu benutzen; denn das Licht konventioneller Neonröhren kann auf die Dauer den Augen schaden.

Wenn Sie nachts lesen oder am Schreibtisch arbeiten, ist es ratsam, das ganze Zimmer ausreichend zu beleuchten und nicht nur die Leselampe anzuknipsen. Die Augen brauchen von Zeit zu Zeit Entspannung durch eine Veränderung der Akkommodation (Fern-Nah-Einstellung) oder durch Wegschauen vom Buch oder von der Arbeit – aber nicht in die Dunkelheit oder in grelles Licht; denn dies erfordert eine zu schnelle Anpassung der Pupille und ermüdet die Augen, anstatt sie zu entlasten.

Ähnliches gilt für das Tageslicht. Das Licht, das Sie am Tag oder in der Nacht umgibt, sollte diffus sein, ohne das Blickfeld direkt zu erhellen oder sich darin zu spiegeln. Beim Lesen oder Arbeiten sollte das Licht von einer Seite und ein wenig von hinten kommen, damit auf dem Papier keine grelle Reflektion entsteht. Dadurch können Sie Augenbeschwerden vorbeugen.

Auch die Haltung ist wichtig, um einer Ermüdung der Augen und des Körpers vorzubeugen. Sitzen Sie aufrecht und entspannt. Der Kopf sollte nicht nach vorn hängen, sondern über dem Körper balancieren. Die Augen sollten etwa 35 bis 40 cm vom Buch oder vom Schreibtisch entfernt sein. Entspannen Sie sich, und lassen Sie die Augenlider über den größten Teil der Augen fallen, um kein unnötiges Licht einzulassen. So können Sie den Blick besser konzentrieren. Lassen Sie die Augen beim Lesen oder Arbeiten natürlich blinzeln. Das stört Sie nicht beim Sehen, aber es verhindert das Starren.

Und denken Sie daran: Wenn Sie sich müde oder krank fühlen, geht es Ihren Augen ebenso; denn sie sind ein Teil des Körpers, und Sie sollten sie unter diesen Umständen nicht zum Arbeiten zwingen. Strengen Sie sich beim Sehen nicht an. Wenn Sie sich anstrengen müssen, ist etwas nicht in Ordnung. Überprüfen Sie die Beleuchtung, Ihre Haltung und Ihre körperliche Verfassung.

Das Alter hat keinen Einfluß auf das Sehvermögen

Nachlassendes Sehvermögen wird schon seit so langer Zeit mit fortschreitendem Alter in Verbindung gebracht, daß es sogar einen medizinischen Namen dafür gibt: Presbyopie oder Alterssichtigkeit.

Das ist eine Fehlbezeichnung. Das Alter an sich trübt die Augen nicht. Nachlassendes Sehvermögen ist nicht die Folge der verrinnenden Jahre, sondern der Vernachlässigung und des Mißbrauchs der Augen in jenen Jahren, in denen der Grundstein für eine vorzeitige Alterung gelegt wurde. Wenn Sie überhaupt nichts tun, um die Augen stark und jung zu erhalten, was können Sie dann in den späteren Lebensjahren von ihnen erwarten?

Wenn mich ältere Menschen aufsuchen, um zu erfahren, was sie für die Gesundheit ihrer Augen tun können, sagen sie oft: *»Frau Bragg, es ist ganz natürlich, wenn man in meinem Alter Augenprobleme hat.«* Oft wird diese Bemerkung von einem Seufzer der Resignation oder einem Kopfschütteln begleitet. *»Wissen Sie, wenn man so alt ist wie ich, fangen die Augen an, schwächer zu werden.«*

Solche Bemerkungen und Ausreden gehen mir immer gegen den Strich. Sie sind nämlich nicht wahr. Die bloße Tatsache, daß diese Leute in den Sechziger-, Siebziger- und Achtzigerjahren zu mir kommen und Hilfe suchen, ist ein Zeichen dafür, daß sie im Grunde sich selbst, nicht das Alter, für ihr nachlassendes Sehvermögen verantwortlich machen. Ich versichere ihnen, daß Gott und die Natur den Menschen nicht mit schlechten Augen bestrafen, nur weil er ein bestimmtes Alter erreicht hat.

Unter meinen Verwandten, Freunden und Bekannten sind viele Männer und Frauen zwischen sechzig und über neunzig, die ein scharfes, normales Sehvermögen von 6/6 haben. Und ich freue mich, sagen zu können, daß das gleiche auch für ältere Leute gilt, die sich bemühen, meine Anleitungen zu befolgen, und sich an dieses Programm für natürliche Gesundheit der Augen halten.

Die Zeit ist nicht giftig. Sie ist ein Maß, keine Kraft. Benutzen Sie nicht das »Alter« als Vorwand, um falsche Lebensgewohnheiten zu bemänteln, die zu nachlassendem Sehvermögen geführt haben! Finden Sie sich damit ab, daß Sie selbst verantwortlich sind, und beschließen Sie, etwas zu unternehmen, um diesem Zustand abzuhelfen.

Befolgen Sie dieses Programm, und beobachten Sie die erstaunlichen Veränderungen, die eintreten. Ich verspreche Ihnen, der Funke der Jugend wird bald wieder in Ihren Augen zu sehen sein, einerlei, wie alt Sie sind. Auch Ihr allgemeiner Gesundheitszustand wird sich deutlich verbessern.

Wenn Sie noch nicht damit begonnen haben, sich vor Geburtstagen zu fürchten, möchte ich Ihnen versichern, daß Sie solche Ängste für den Rest Ihres Lebens vertreiben können, wenn Sie sich an dieses Programm halten. Je früher Sie anfangen, desto besser!

Kapitel 4

Erfrischen Sie die Augen mit Sauerstoff

Sauerstoff ist unsere »unsichtbare Nahrung«. Er ist die wichtigste Substanz für das Leben und die Gesundheit des Menschen. Wir können wochenlang fasten oder tagelang auf Wasser verzichten und am Leben bleiben – aber wir kommen nicht länger als zehn Minuten ohne Sauerstoff aus.

Dasselbe gilt für jede Zelle im menschlichen Körper. Viele Menschen bringen sich unwissentlich selbst um, Zelle um Zelle, weil ihr Kreislauf schwach ist und weil sie flach atmen.

Forsches Gehen, Schwimmen und andere Aktivitäten, die Sie zur Tiefatmung veranlassen, reichern das Blut mit frischem, lebensspendendem Sauerstoff an, der die Zellen mit Energie füllt und die Schlacken des Zellstoffwechsels abtransportiert, damit sie ausgeschieden werden. Körperliche Betätigung sollte ein Teil Ihres Gesundheitsprogramms für die Augen sein.

Regen Sie die Durchblutung der Augen an

Die meisten Menschen – und darum auch ihre Augen – hungern nach Sauerstoff. Augen, die an Sauerstoffmangel leiden, haben keinen Glanz und sehen schlaff, schwach und müde aus. Sauerstoffmangel wirkt sich auf die Augen schneller aus als auf die inneren Körperteile.

Da sich die Augen in der Nähe des Scheitels befinden und da wir fast immer aufrecht gehen, sitzen oder stehen, wenn wir wach sind, fällt es dem Blut schwer, gegen den Widerstand der Gravitation die kleinen Augenkapillaren zu erreichen. Und da wir so oft und so lange sitzen, wird der Kreislauf schlaffer. Wenn wir stundenlang im Sitzen arbeiten, lesen und fernsehen, berauben wir unsere Augen des Sauerstoffs, den sie brauchen, um ihre Aufgabe zu erfüllen.

Zum Ausgleich müssen wir die Durchblutung der Augen fördern. Es kostet Sie nur wenige Minuten, um diese einfachen Übungen zu machen, die neues Leben und neuen Glanz in die Augen bringen und auch Ihnen und Ihrer Arbeit nützen. Erfrischen Sie die Augen jetzt mit Sauerstoff!

Heiß- und Kaltwasserbehandlungen

Sie benötigen zwei große Waschlappen, eine Schale oder Schüssel mit heißem Wasser (so heiß, wie Sie es ertragen können) und eine weitere mit kaltem Wasser. Es muß sich um Eiswasser aus Eiswürfeln handeln. Kühles Wasser reicht nicht aus; nur eiskaltes Wasser erfüllt seinen Zweck.

Tauchen Sie den ersten Lappen in das sehr heiße Wasser. Wringen Sie ihn aus, legen Sie ihn auf die Augen, und drücken Sie ihn zwei Minuten lang fest darauf.

Legen Sie anschließend sofort den eiskalten Lappen eine Minute lang auf.

Tun Sie das dreimal, und trocknen Sie dann die Augen ab.

Diese erfrischende, anregende Wasserbehandlung sorgt dafür, daß Ihre Augen wieder vor Energie sprühen.

Spezielle Atemübungen

Öffnen Sie die Fenster, oder besser, gehen Sie hinaus ins Freie; denn Sie wollen die Augen mit reinigendem Sauerstoff anreichern. Stehen Sie aufrecht, mit erhobenem Kopf, leicht geöffneten Beinen und locker an den Seiten hängenden Armen.

Holen Sie nun tief Luft. Füllen Sie die Lungen vollständig, als handle es sich um den letzen Atemzug, den Sie jemals tun werden. Versuchen Sie zu spüren, wie der Sauerstoff bis zum Scheitel und dann in die Zehen hinab fließt. Wenn Sie einige dieser vorbereitenden Atemzüge getan haben, gehen Sie dazu über, das sauerstoffreiche Blut direkt in die Augen zu leiten. Das ist ganz einfach:

Holen Sie tief und vollständig Luft. Halten Sie jetzt den Atem an, und lassen Sie nicht das geringste Quentchen Luft durch Mund oder Nase entweichen. Beugen Sie sich mit angehaltenem Atem aus der Hüfte vor, und lassen Sie den Kopf nach unten sinken. Beugen Sie dabei die Knie, so daß der Kopf dem Boden näher ist als das Herz. Dadurch treiben Sie das Blut unmittelbar in den Kopf und in die Augen. Zählen sie bis fünf, und bleiben Sie so lange in dieser Stellung. Das sauerstoffreiche Blut belebt die Augen und spült giftige Abfallprodukte aus jeder einzelnen Zelle der Augen.

Ein warnender Hinweis: Es kann sein, daß das in den Kopf schießende Blut Sie schwindelig macht. Beginnen Sie diese Übung also behutsam. Je häufiger Sie üben, desto seltener stellt sich das Schwindelgefühl ein.

Nach einer Übungswoche sind Sie imstande, den Atem mindestens zehn Sekunden lang anzuhalten. Zählen Sie dabei »eintausendundeins, eintausendundzwei ...« und so weiter.

Diese Übung ist wichtig! Denken Sie daran, daß der Sauerstoff die giftigen Schlacken aus den Augen brennt. Sie reinigen die Augen mit Sauer-

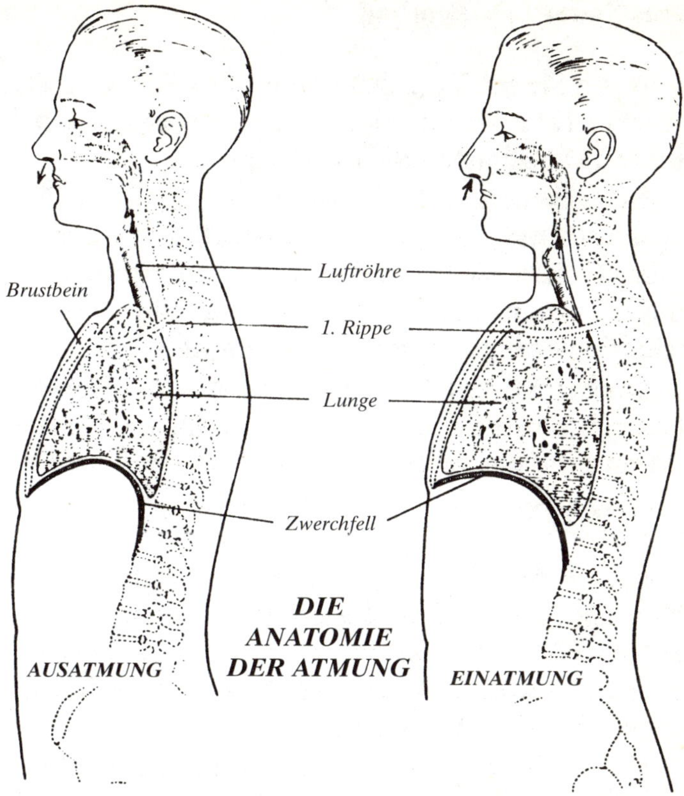

Die Zeichnung zeigt die Position des Zwerchfells und der Rippen bei der Ausatmung und bei der Einatmung.

stoff, während Sie die Durchblutung aller Augengewebe verbessern.

Machen Sie diese Atemübung mindestens zehnmal täglich.

Das Sauerstoff-Blutbad

Wenn Sie bei Tageslicht oder künstlichem Licht stundenlang lesen, studieren, arbeiten oder schreiben, belasten Sie die Augen.

Es ist sehr empfehlenswert, von Zeit zu Zeit innezuhalten und ein »Sauerstoffbad« zu nehmen. Gehen Sie hinaus ins Freie, oder lüften Sie das Zimmer. Diese Erfrischungsübung beginnt wie die vorangegangene Atemübung.

Stehen Sie aufrecht mit gespreizten Beinen, holen Sie lange und tief Luft, und halten Sie den Atem an. Beugen Sie nun die Knie, und senken Sie den Kopf in Richtung Boden, so weit es geht.

Lassen Sie den Kopf in dieser Stellung, und blinzeln Sie mit den Augen. Pressen Sie sie bei jedem Blinzeln zusammen, so fest Sie können. Schließen Sie die Augen mit starkem Druck, und öffnen Sie sie dann weit.

Halten Sie den Atem zehn bis fünfzehn Sekunden lang an, während Sie die Augen betont kräftig schließen und öffnen.

Sie werden erstaunt sein, wie rasch Augenschmerzen und Müdigkeit verschwinden. Ich schreibe und lese enorm viel, und ich habe festgestellt, daß diese Erfrischungsübung meine Augen vitalisiert. Wenn ich oft genug eine »Sauerstoffdusche« nehme, kann ich fast unbegrenzt lange arbeiten und lesen.

Probieren Sie es aus. Ich bin sicher, daß die Übung von großem Nutzen für Sie sein wird.

Reinigung mit Augentropfen

Vergessen Sie nicht, daß die Hornhaut wie die übrige Oberfläche des Auges selbst »atmen« muß. Sie entnimmt Sauerstoff direkt aus der Luft, so wie die Haut es durch die Poren tut, und das ist ebensowichtig wie die Sauberkeit der Augenoberfläche.

Normalerweise reinigt die Flüssigkeit aus der Tränendrüse die Augen. Diese Drüse befindet sich unterhalb der äußeren oberen Ecke des Augenlides. Manchmal benötigt sie jedoch Hilfe, um mit all den Schmutzstoffen fertig zu werden, die unsere Zivilisation in die Luft bläst – Rauch, Staub, Ruß und Smog.

Sie können für diesen Zweck Augentropfen aus der Apotheke verwenden, wenn Sie wollen. Allerdings kann man die handelsüblichen Präparate nicht ohne Einschränkung als nützlich für das Auge bezeichnen. Die meisten von ihnen sind schädlich, weil sie Substanzen wie Borax und Salz enthalten, die für viel Geld verkauft werden.

Ein ungefährliches und einfaches Waschmittel für die Augen ist eine gesättigte Lösung aus Borsäure* (ein Teil in 25 Teilen destilliertem Wasser).

* Zu häufig angewandte Borsäure ist allerdings schädlich – auch für die Augen.

Sie können sie selbst anwenden, sooft es notwendig ist; denn sie reizt die Augen nicht.

Natürlich sind Augentropfen nie so wirksam wie die eigenen Tränen, und in den meisten Fällen führt Blinzeln dazu, daß genügend zusätzliche Flüssigkeit abgesondert wird, um die Augen sauberzuhalten.

Kapitel 5

Entspannen Sie die Augen mit Licht und Dunkelheit

Fürchten Sie das grelle Licht auf den Straßen? Verdirbt der Sonnenschein Ihnen den Spaß am Strand? Hindern die Scheinwerfer der Autos Sie am Fahren? Stören Sie die Lichter in einem Zuschauerraum?

Wären Sie gern befreit von Schmerzen und Beschwerden? Möchten Sie im Sonnenschein normal sehen können und Ihre Probleme mit künstlichem Licht loswerden?

Dann bringen Sie Ihren Augen bei, das Licht zu akzeptieren.

Augen sind auf Licht eingestellt

Die Augen sind jene Körperteile, die dafür bestimmt sind, Licht zu empfangen und zu nutzen. Schließlich haben sie sich, wie im Kapitel 2 beschrieben, durch die Einwirkung des Sonnenlichts auf lebendes Gewebe entwickelt.

Nur im Licht können wir gut sehen. Wenn die Sonne aufgeht, verbessert sich das Sehvermögen.

Wenn die Dämmerung tiefer wird und die Dunkelheit einsetzt, sehen menschliche Augen nicht mehr so gut. An dunklen und bewölkten Tagen neigen die Menschen dazu, sich bedrückt zu fühlen. Die meisten wissen nicht warum. Doch die verstärkte Anstrengung, bei schlechtem Tageslicht zu sehen, belastet die Nerven, weil die Augen mehr Energie aufwenden müssen. Dies zehrt an der Vitalität des ganzen Körpers.

Augen, die viel Licht bekommen, sind stark. Wenn sie jedoch nach Licht hungern, nimmt die Sehkraft ab. Das gilt für die meisten Lebewesen – für Vögel, Fische und Säugetiere –, abgesehen von jenen, die an das Leben in der Nacht besonders angepaßt sind. Doch selbst Nachtvögel und -tiere brauchen eine gewisse Menge Licht. Völlige Dunkelheit verkraftet das Auge nicht. Maulwürfe, die in den tiefen Kohlengruben von Wales leben, werden blind. Die meisten Tiere erwachen bei Sonnenaufgang und fallen in Schlaf, wenn es dunkel wird. Forellen, die in flachen Gewässern nahe der Oberfläche leben, haben ausgezeichnete Augen und hüpfen in die Luft, um Insekten zu fangen. Fische in den Tiefen des Meeres und in unterirdischen Flüssen, in die kein Licht vordringt, sind blind.

Das Leben selbst ernährt sich vom Licht. Die Nahrung aller Lebewesen hat ihren Ursprung in der Photosynthese, der chemischen Wechselwirkung zwischen Sonnenlicht und Chlorophyll, in deren Verlauf Pflanzen anorganische Substanzen in

Nahrung für sich selbst und letztlich für alle anderen Lebensformen umwandeln. Mit diesem Prozeß beginnt die ökologische Kette. Sie können ein einfaches Experiment machen, um festzustellen, wie wichtig das Sonnenlicht ist, wenn es um Leben oder Tod geht. Suchen Sie nach einem schönen Rasen, dessen Gras einem grünen Teppich gleicht, und decken Sie eine kleine Rasenfläche mit einem Holz- oder Metallstückchen zu. Nun können Sie Tag für Tag beobachten, wie das Gras unter der Decke, das einst voll von kräftigem Grün war, zu verkümmern beginnt und eine kränkliche gelbe Farbe annimmt. Schließlich welkt es und stirbt ab – aus Mangel an Sonnenschein.

Das gleiche geschieht in Ihrem Körper, wenn Sie ihm die lebensspendenden Strahlen vorenthalten und wenn Sie es versäumen, reichlich sonnengereifte Nahrung (SonnenKost) zu essen, wie frisches Obst, Salate und Gemüse.

Von allen Teilen des menschlichen Körpers sind die Augen am meisten auf Sonnenlicht angewiesen – und oft müssen gerade sie am meisten unter Lichtmangel leiden.

Verwöhnen Sie die Augen mit Licht – aber nicht zu sehr

Sie sollten Ihre Augen bei jeder sich bietenden Gelegenheit sonnen. Das heißt jedoch nicht, daß

Sie sich in der sengenden Sonne aufhalten sollen, bis Sie in Ohnmacht fallen. Es heißt auch nicht, daß Sie Augen, die nach Sonne hungern, plötzlich oder längere Zeit der hellen Sonne aussetzen sollen. Ein hungernder Mensch wird krank, wenn er sein Essen in sich hineinschlingt; aber er wird wieder gesund, wenn man ihm allmählich immer mehr zu essen gibt. So verhält es sich auch mit den Augen und der Sonne. Gewöhnen Sie sie nach und nach daran; dann können sie das Lichtbad genießen. Und es ist immer ratsam, vom Tisch aufzustehen, solange man noch ein wenig hungrig ist.

Die Augen vertragen mehr Sonne als die Haut. Lassen Sie also die Augen Ihre Führer sein. Sonnen Sie sich so lange, wie Sie sich behaglich fühlen, nicht länger.

Eine meiner Schülerinnen, die von grauem Star genesen war, machte Urlaub in einem Wüstenkurort in Desert Springs, Kalifornien (in der Nähe von Palm Springs). Dort ist die Sonne gewöhnlich sehr hell. Da sie lange Zeit eine dunkle Brille getragen hatte, scheute sie mehrere Tage lang die Sonne. Dann nahm sie einige Tage lang Sonnenbäder, und danach hatte sie keine Schwierigkeiten mehr mit dem Licht. Ihre Sehkraft besserte sich ebenso wie ihr Allgemeinzustand.

Eine andere Schülerin erzählte mir, sie könne es kaum erwarten, morgens aufs Dach ihres Apartments zu gehen und ihre Augen »Sonne trinken« zu lassen.

Diese Frauen und Tausende von anderen Menschen verabreichten ihren Augen eine Sonnentherapie und hatten damit Erfolg. Die Anleitung dazu finden Sie in diesem Kapitel.

Sonnenlicht macht schön und gesund

Es ist geradezu wunderbar, wie Sonnenlicht die Augen verschönt. Augen, die täglich ihr Sonnenbad bekommen, strahlen einen Glanz aus, den ihnen Schönheitstropfen nie und nimmer geben können. Solche Augen sind niemals wässerig, verkrustet oder blutunterlaufen. Augen, die häufig die Sonne sehen, sind weit, hell und jung.

Im Gegensatz zur landläufigen Meinung hat Sonnenschein einen großen therapeutischen Wert bei Augenfehlern. Denken Sie daran, daß die Augen auf Licht angewiesen sind. Sonnenlicht hilft, die Augen zu stärken.

Die Sonne ist eine lindernde Arznei der Natur.

Sie entspannt die Muskeln. Nichts mildert Schielen so sehr wie ein Sonnenbad.

Sie stimuliert die Retina. Selbst halbblinde, trübe Augen sehen nach einem Sonnenbad besser.

Sie ist das beste Heilmittel bei rauhen oder juckenden Augenlidern und bei Entzündungen der Augenlider oder des Augapfels.

Wenn Sie Ihre Augen richtig sonnen, arbeiten Sie mit der Natur zusammen und stärken die wunderbare Selbstheilungskraft der Augen.

Sonnentherapie für die Augen

Der Morgen ist die beste Zeit für diese herrlich entspannende und anregende Augentherapie. Sie können sie am späten Nachmittag wiederholen. Zu dieser Zeit sind die Strahlen der Sonne am hilfreichsten. Meiden Sie die heiße, brennende Sonne zwischen elf Uhr vormittags und drei Uhr nachmittags (MEZ).

Am besten sonnen Sie sich im Freien. Wenn Ihnen dies nicht möglich ist, machen Sie die Übung vor einem Fenster, das der Sonne direkt gegenüberliegt. Wenn Ihre Fenster jedoch nach Norden liegen oder wenn Sie in einer Klimazone mit wenig Sonne leben, können Sie statt der Sonne eine 150-Watt-Scheinwerferlampe benutzen und sich in einem Abstand von etwa 2,00 Metern davorsetzen.

Wenden Sie diese Sonnentherapie umsichtig und in Maßen an. Es gibt zwei Grundregeln:

1. Baden Sie nie beide Augen gleichzeitig in der Sonne.
2. Starren Sie nie in die Sonne oder in eine Scheinwerferlampe.

Stellen Sie einen Stuhl mit gerader Lehne so hin, daß Sie das Gesicht der Sonne oder dem Scheinwerfer zuwenden. Setzen Sie sich bequem hin, aber nicht zusammengesunken, sondern aufrecht. Die Füße stehen fest auf dem Boden. Schlagen Sie nicht die Beine oder die Knöchel übereinander. Halten Sie die Hände locker und entspannt. Gewöhnen Sie sich an das starke Licht, indem Sie es ein paar Minuten lang auf die geschlossenen Augen scheinen lassen. Bewegen Sie dabei den Kopf leicht von einer Seite zur anderen.

Bedecken Sie nun das linke Auge so mit der Hand, daß kein Licht durchdringt. Wölben Sie aber die Handfläche, damit sie nicht aufs Auge drückt. Atmen Sie tief, schwingen Sie mit dem Kopf und mit dem Ellbogen, und blinzeln Sie mit dem rechten Auge mehrere Male in die Sonne. Erstaunlicherweise schadet dies dem Auge nicht.

Bedecken Sie nun das rechte Augen, und blinzeln Sie mit dem linken.

Es dauert nicht lange, bis Sie mit jeweils einem Auge rasch in die Sonne blinzeln können, ohne Unbehagen zu verspüren. Nach dem Blinzeln werden Sie Flecke (Nachbilder der Sonne) sehen. Das ist normal. Seien Sie nicht beunruhigt, sondern bedecken Sie beide Augen mit den Händen, damit sie sich eine Weile ausruhen können. Anschließend lassen Sie die Sonne wieder auf die geschlossenen Augen scheinen.

Machen Sie diese Übung zehnmal pro Sitzung in der Sonne oder zwanzigmal, wenn Sie eine Lampe benutzen.

Wenn Sie dieses Sonnentraining regelmäßig absolvieren, werden die Augen so gekräftigt, daß selbst helles Licht ihnen kein Unbehagen mehr bereitet.

Zwischen Licht und Dunkelheit

Das Auge ist so ausgestattet, daß es sich an stark unterschiedliche Lichtverhältnisse anpaßt. Ein plötzlicher Übergang von sehr hellem zu sehr trübem Licht oder umgekehrt ist allerdings oft unangenehm oder führt zu vorübergehender Blindheit. Das liegt daran, daß der Irismuskel gewöhnlich zwei oder drei Minuten braucht, um die Pupille auf die neue Lage einzustellen. Ist das Licht hell, verengt er die Pupille, ist es schwach, erweitert er sie.

Es ist natürlich am besten, solche raschen Veränderungen der Lichtmenge zu vermeiden, weil sie die Augen sehr belasten. Aber Sie können diesen Streß auf recht einfache Weise lindern.

Wenn Sie aus dem Licht in die Dunkelheit gehen – zum Beispiel, wenn Sie aus dem Sonnenlicht oder von einer hell erleuchteten Straße kommend ein verdunkeltes Kino oder Restaurant betreten –, bleiben Sie eine Minute in der Nähe

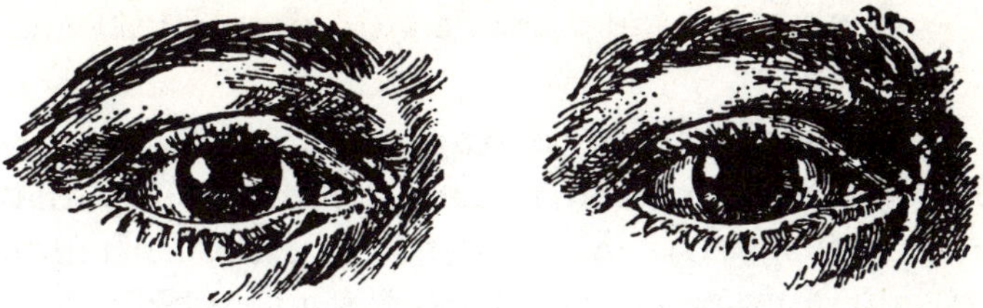

Die Pupille reagiert auf Licht und auf die Akkommodation (Fern-Nah-Einstellung). Auf dem linken Bild ist sie verengt, weil das Auge in helles Licht oder auf ein nahes Objekt blickt. Auf dem rechten Bild ist sie erweitert, weil das Licht gedämpft wurde oder das Auge auf einen fernen Gegenstand blickt.

des Eingangs stehen, damit die Pupillen sich vergrößern und alles verfügbare Licht einlassen. Dann können Sie sehr leicht Ihren Weg finden.

Wenn Sie aus der Dunkelheit ins Licht gehen – zum Beispiel aus dem dunklen Kino auf die helle Straße –, blicken Sie während der ersten zwei oder drei Minuten nach unten. Die Augenlider und Wimpern schützen die Augen vor dem Licht, während sich die Pupillen verengen, um sich an die Lichtflut anzupassen. Sie werden kein Unbehagen verspüren.

Palmieren entspannt die Augen

Ursprüglich wollte die Natur, daß die Augen des Menschen während des Tages arbeiten und sich in der Dunkelheit der Nacht ausruhen. Doch die Zivilisation hat diesen natürlichen Rhythmus umgestoßen.

Wir zwingen unsere Augen, immer länger bei künstlichem Licht zu arbeiten. Kein Wunder, daß sie protestieren! Wenn wir sie gesund erhalten wollen, müssen wir ihnen Ruhepausen bei erholsamer Dunkelheit gönnen.

Die einfachste und wirksamste Methode ist das »Palmieren*«, das heißt, das Bedecken der Augen mit dem gewölbten Handteller, und zwar so, daß kein Licht mehr durchdringt. Es ist eine natürliche Geste, die wir oft unwillkürlich machen, wenn wir das Gefühl haben, daß wir unsere angestrengten Augen entspannen müssen. Wir müssen uns beibringen, bewußt zu palmieren, um die übermäßige Belastung zu lindern, die wir unseren Augen zumuten.

Bedecken Sie beide Hände mit den gewölbten Handtellern. Der Handballen liegt auf den Wangenknochen, die Finger kreuzen sich auf der Stirn. Achten Sie darauf, daß die Hände nicht auf die Augäpfel drücken. Wenn kein Licht mehr einfällt, schließen Sie die Augen leicht. Augenlider, Augenbrauen und Finger dürfen nicht angespannt sein. Seien Sie ganz entspannt.

Setzen Sie sich hin, und stützen Sie die Ellbogen bequem auf einen Tisch oder Schreibtisch, oder legen Sie ein keilförmiges Kissen auf den

* Fachausdruck für Handinnenfläche (Hohlhand).

Schoß. Halten Sie die Wirbelsäule und den Nacken gerade, und sorgen Sie dafür, daß Sie bequem und entspannt sitzen. Beugen Sie den Nacken nicht. Wenn Sie es für notwendig halten, den Kopf zu senken, um die Handteller zu erreichen, beugen Sie sich aus der Hüfte vor. Das Palmieren nützt nicht viel, wenn der Körper steif und verspannt ist.

Wenn das Palmieren erfolgreich ist, blicken die Augen in samtene Dunkelheit ohne Farben, ohne Grautöne und ohne Bilder. Wie intensiv die Dunkelheit ist, hängt davon ab, wie entspannt Sie sind. Erwarten Sie keine absolute Dunkelheit; denn das gesunde Auge nimmt immer ein wenig Licht wahr, weil die Blutgefäße gegen die Nervenzellen der Retina drücken. Eine weiche, erholsame Dunkelheit, wie wir sie im Schlaf erfahren, ist das, was wir anstreben.

Palmieren Sie die Augen mindestens fünfzehn Minuten lang.

Palmieren Sie die Augen immer nach dem Sonnenbad. Der warme Sonnenschein hat die Augenmuskeln entspannt und die Durchblutung angeregt, und das Licht hat die Retinanerven stimuliert, so daß sie jetzt das Bedürfnis haben, sich in der Dunkelheit zu entspannen.

Wenn Sie Augenfehler haben, sollten Sie sooft wie möglich palmieren, um die Müdigkeit zu lindern. Dann können die Augen längere Zeit besser sehen.

Palmieren trägt dazu bei, körperliche, seelische und emotionale Anspannung zu lindern. Diese Art Streß wirkt sich fast immer auf die Augen aus, und wenn wir sie entspannen, ist es leichter, den ganzn Körper und das Nervensystem zu entspannen. Probieren Sie es aus – Sie werden überrascht sein!

Die Kunst des erholsamen Schlafs

Nichts belebt die Augen und den ganzen Körper mehr als der Schlaf. Dabei ist die Qualität wichtiger als die Quantität. Entspannung in erholsamer Dunkelheit ist auch hierbei entscheidend.

Schlafen Sie auf einer festen Matratze, die alle Körperteile gleichmäßig stützt. Den Kopf können Sie auf ein kleines Kissen oder auf die Matratze legen, je nachdem, was Sie bequemer finden.

Strecken Sie sich flach auf dem Rücken aus, und legen Sie die Arme so an die Seiten, daß sie den Körper nicht berühren. Die Hände ruhen mit den Handtellern nach unten auf dem Bett. Strecken Sie die Beine aus, und spreizen Sie sie ein wenig. Die Füße sollten etwa dreißig Zentimeter voneinander entfernt sein. Lassen Sie den Körper erschlaffen.

Lagern Sie den Kopf bequem, und lassen Sie die Augen zunächst offen. Betrachten Sie entspannt einen Bereich des dunklen Raumes, keinen bestimmten Punkt. Nachdem die Augen aufgehört haben, sich zu bewegen, blinzeln die Lider vielleicht noch eine Weile. Das stört jedoch nicht die Entspannung der Augenmuskeln.

Denken ist immer von Augenbewegungen begleitet. Wenn Sie die Augenlider und Augenmuskeln entspannen, verlangsamen Sie den Denkprozeß, und die Folge der Entspannung der Augen und anderer Körperteile ist ein natürlicher, ruhiger und erfrischender Schlaf.

Wenn Sie im Schlaf völlig entspannt sind, bewegen sich die Muskeln des Körpers, auch die der Augen, zwanglos, ohne Sie aufzuwecken. Das

PRÜFEN SIE IHRE MATRATZE

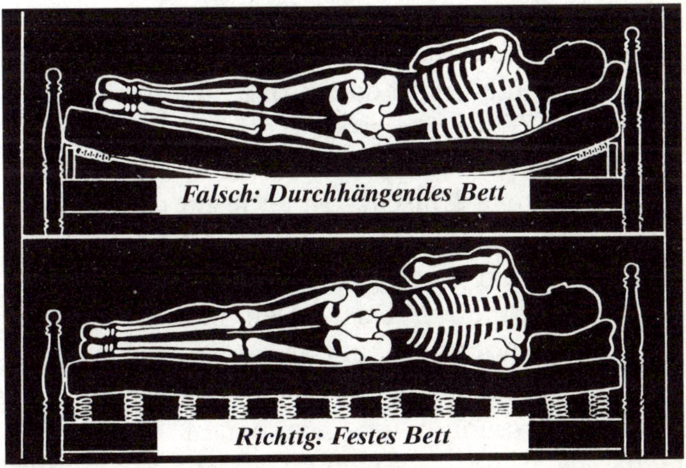

Während des Schlafs laden Sie die Batterie wieder auf, die Sie im Laufe des Tages langsam geleert haben. Die richtige Matratze ist wichtig. Es ist besser, auf der Matratze als in ihr zu schlafen.

gesunde Auge bewegt sich nachts langsam, locker und rhythmisch in der Augenhöhle.

Beim Erwachen sollten Sie ein angenehmes Gefühl in den Augen haben. Die Augen sollten stark und klar sein. Wenn Sie ein unangenehmes Gefühl in den Augen haben oder wenn die Augen müde sind, waren sie nicht entspannt und konnten sich deshalb nicht ausruhen. Dann haben Sie im Schlaf vor sich hingestarrt, also die Augen krampfhaft in einer bestimmten Stellung festgehalten.

Wenn Sie im Schlaf gewohnheitsmäßig starren, können Sie den Augen ernsten Schaden zufügen. Eine übermäßige, ständige Belastung dieser Art kann ein Glaukom hervorrufen.

Wenn sich die Augen im Schlaf nicht entspannen können, liegt es meist daran, daß Sie über die Probleme des Tages nachgrübeln oder daß Sie nervös oder übermüdet sind. Es ist nicht hilfreich, unmittelbar vor dem Einschlafen zu lesen oder nur zu lesen, um einzuschlafen. Dann sind nämlich die Augenmuskeln aller Wahrscheinlichkeit nach bereits übermüdet. Das Lesen macht sie noch müder, es erhöht die Spannung der Augenmuskeln und läßt keine Entspannung aufkommen.

Um Verspannungen abzubauen, genügt es nicht, die Augen lediglich zu schließen. Sie müssen das Gesicht und die Augen bewußt entspannen. Fangen Sie mit der Zunge und den Kiefermuskeln an. Sie werden merken, daß Sie zu lächeln beginnen. Lassen Sie diese Entspannung an beiden Seiten des Gesichts hinaufwandern, zunächst über die Schläfen und die Stirn, dann um die Augen herum und in sie hinein. Vielleicht verspüren Sie dabei den Drang, mit den Augen zu blinzeln und sie zuzukneifen. Tun Sie es, und öffnen Sie dann die Augen weit. Entspannen Sie nun die Muskeln, und die Augenlider fallen sanft zu.

Wiederholen Sie diese schrittweise Entspannung von der Zunge bis zu den Augen, bis Sie spüren, daß die Muskeln locker und weich sind. Wenden Sie den Kopf auf dem Kissen langsam hin und her. Sehen Sie weiche, zerfließende Dunkelheit ... und fallen Sie in erholsamen Schlaf.

Kapitel 6

Trainieren Sie die Augenmuskeln

Die folgenden Übungen sind vor allem dafür bestimmt, das Sehvermögen zu stärken und zu verbessern. Sie sind ein wesentlicher Bestandteil des Programms für die natürliche Gesundheit der Augen. Ich möchte aber nicht, daß Sie sich allein auf diese Übungen verlassen. Alles, was Ihrem allgemeinen Gesundheitszustand nützt, fördert auch die Gesundheit der Augen. Sie sollten den ganzen Körper intensiv trainieren. Wie bereits erwähnt, sind forsches Gehen und Schwimmen dafür sehr gut geeignet.

Und jetzt frisch ans Werk!

Bären-Schwingen

Diese Übung soll Sie und Ihre Augen gelenkiger machen. Machen Sie sie morgens nach dem Aufstehen und noch einmal abends vor dem Zubettgehen.

Das Bären-Schwingen ist so einfach, daß es Ihnen anfangs vielleicht schwerfällt zu glauben, man könne damit irgend etwas erreichen. Dennoch ist es eine der nützlichsten Entspannungsübungen, die es gibt. Sie entspannt die Augen, den Geist, die Wirbelsäule und den Rücken und ermöglicht normale Augenbewegungen. Wenn Sie die Anleitung befolgen, konzentriert sich der Geist auf einen einzigen Vorgang, und das ist die Grundlage jeder Entspannung.

Wir haben alle schon einmal Bären und andere Tiere im Zoo gesehen, die hinter den Gitterstäben des Käfigs rhythmisch hin und her schwangen. Das ist kein Zeichen von Unruhe, und sie wollen auch nicht fliehen, sondern die Tiere benutzen diese Methode, um entspannt zu bleiben. Machen Sie es ihnen nach!

Stellen Sie sich mit leicht gespreizten Beinen bequem hin, und fangen Sie an, wie ein Bär von einer Seite zur anderen zu schwingen. Schwingen Sie den ganzen Körper, den Kopf, die Augen und die Arme erst nach einer Seite, dann nach der anderen, und zwar in einer rhythmischen Bewegung. Summen Sie eine sanfte Walzermelodie, während Sie sich hin und her bewegen. Treten Sie dabei abwechselnd auf den rechten und den linken Fuß. Die Augen blicken in die Ferne, und zwar in die Richtung, in welche die Nase zeigt, während der Körper schwingt. Gegenstände, die sich in Ihrer Blickrichtung befinden, bewegen sich wie die Gitterstäbe des Bärenkäfigs hin und her, und Sie sehen sie vorbeigleiten. Halten Sie aber nicht inne, um sie mit den Augen zu verfolgen; sonst stehen sie still, und Sie empfinden ein leichtes Schwindelgefühl.

Der Zweck dieser Übung besteht darin, mit dem Bewegen der Augen zu beginnen. Sie macht alle Teile der Retina sensitiv und regt die Durchblutung der Augen, des Halses und der Wirbelsäule an.

Schwingen Sie anfangs zwanzigmal hin und her, und steigern Sie sich auf fünfzigmal, indem Sie alle drei oder vier Tage zwei bis vier Pendelbewegungen hinzufügen.

Vier spezielle Übungen für die Augenmuskeln

Diese Übungen kräftigen die sechs kleinen, aber starken Muskeln, die die Augen bewegen.

Stellen Sie sich aufrecht und entspannt hin. Gute Haltung ist wichtig. Blicken Sie während der Übung geradeaus, immer in dieselbe Richtung.

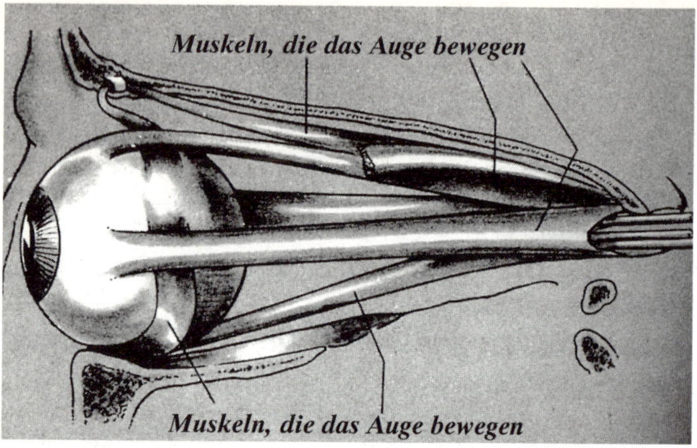

1. Blicken Sie hinauf zur Decke, ohne den Kopf oder den Körper zu bewegen, und schauen Sie anschließend nach unten auf den Boden. Lassen Sie sich dabei Zeit, und überlassen Sie den Augenmuskeln die ganze Arbeit. Machen Sie diese Übung zehnmal.
2. Bewegen Sie die Augen langsam von einer Seite zur anderen, ohne den Kopf oder den Körper zu bewegen. Blicken Sie so weit wie möglich nach rechts, dann so weit wie möglich nach links. Tun Sie das zehnmal.
3. Blicken Sie hinauf zur rechten oberen Ecke des Zimmers, dann hinab zur linken unteren Ecke, ohne den Kopf oder den Körper zu bewegen. Tun Sie das zehnmal. Dann blicken Sie von der linken oberen Ecke des Zimmers hinab zur rechten unteren Ecke. Tun Sie das zehnmal. Diese Übung

zwingt die Augenmuskeln, hart zu arbeiten, und kräftigt sie.

4. Stellen Sie sich vor, ein sehr großer Reifen stehe vor Ihnen. Lassen Sie die Augen erst nach rechts, dann nach links um den Reifen herumwandern, bis sie einen Kreis vollendet haben. Machen Sie diese Übung zehnmal in jeder Richtung. Bewegen Sie den Kopf nicht, sondern rollen Sie die Augen um den Reifen herum. Auch mit dieser Übung trainieren Sie die wichtigen sechs Muskeln der Augen.

Blinzelübung

Nach den Übungen für die Augenmuskeln sind Sie bereit für das intensive Blinzeln. Wenn Sie täglich kräftig blinzeln, bekommen Sie starke Augen.

Schließen Sie die Augen so fest wie möglich. Öffnen Sie sie dann so weit wie möglich. Tun Sie das zehnmal. Holen Sie mehrere Male tief Luft, und wiederholen Sie die Übung weitere zehnmal.

Machen Sie fünf Durchgänge, also insgesamt hundert Wiederholungen.

Üben Sie rhythmisch

Die Übungszeit sollte eine beschwingte Zeit für die Augen sein! Machen Sie die Übungen rhythmisch. Ich mache meine Übungen gern bei beruhigender, entspannender Musik. Versuchen Sie es ... stellen Sie das Radio auf Ihren Lieblingssender ein, oder legen Sie Ihren Lieblingswalzer auf den Plattenspieler, oder singen oder summen Sie selbst eine muntere Melodie.

Die Übungen, die ich Ihnen in diesem und in den beiden vorangegangenen Kapiteln vorgestellt habe, sollten fünfzehn bis zwanzig Minuten dauern. Absolvieren Sie sie am Morgen, und beginnen Sie den Tag und die Arbeit mit funkelnden Augen. Wiederholen Sie das Bären-Schwingen abends, bevor Sie zu Bett gehen, damit Sie entspannt sind.

»Es ist nie zu spät, um in Form zu kommen; aber es erfordert tägliches, beharrliches Üben.«

Thomas K. Cureton

»Kuchenschneiden«

Hier ist eine entspannende und stärkende Augenübung, die Sie jederzeit und in jeder Position machen können – im Stehen, im Sitzen oder im Liegen. Nutzen Sie sie als »Augenpause«, wenn Sie Naharbeit verrichten oder lesen, wenn Sie eine lange Strecke gefahren sind und wenn Sie die Augen vor einem Nickerchen oder vor dem Schlafengehen entspannen möchten.

Schließen Sie die Augen, und stellen Sie sich einen Kreis vor, der wie ein Kuchen in acht Teile geschnitten ist:

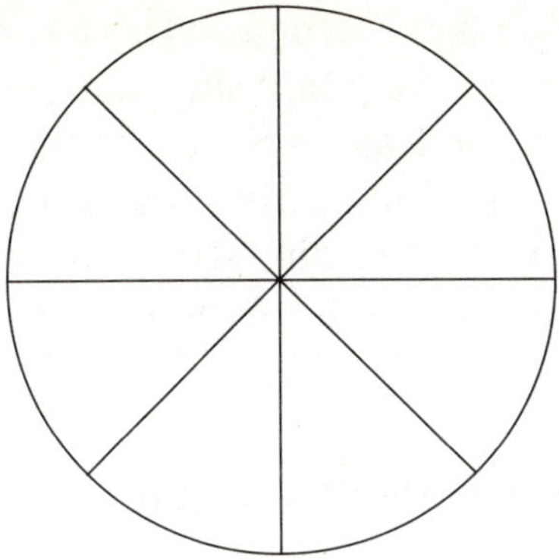

Schneiden Sie jetzt den Kuchen im Geiste mit geschlossenen Augen. Beginnen Sie in der Mitte, und drehen Sie die Augen dann nach oben, nach rechts und zurück zum Zentrum. Jetzt haben Sie das erste Stück herausgeschnitten. Wenden Sie sich dann dem nächsten Stück zur Rechten zu, und machen Sie so weiter, bis Sie alle Stücke des Kuchens geschnitten haben und wieder am Ausgangspunkt angelangt sind. Lassen Sie die Augen einen Moment ausruhen, und schneiden Sie dann den Kuchen in der gleichen Weise nach links. Ruhen Sie sich wieder aus, und wiederholen Sie die Prozedur nach rechts und anschließend nach links. Pressen Sie nun die Augen fest zusammen, und öffnen Sie sie weit. Fühlen Sie sich besser?

Selbst wenn Sie diese Übung nur einmal machen, verschaffen Sie den Augen eine entspannende Pause. Wenn Sie eine längere Pause benötigen oder wenn Sie gleich nach der Übung einschlafen wollen, können Sie den Kuchen so lange schneiden, bis die Augen derart entspannt sind, daß sie nicht mehr blinzeln möchten. Lassen Sie sie in diesem Fall zu, und schlafen Sie. Wenn Sie noch am Schreibtisch sitzen, atmen Sie tief ein, strecken Sie sich, und gehen Sie erfrischt an die Arbeit.

Ein Wort zur Orthoptik (Augenschule)

Um schwere Fehler der Augenmuskeln zu korrigieren – z. B. Schielen –, hat ein ziemlich neuer Zweig der Augenheilkunde, die Orthoptik, therapeutische Übungen entwickelt. Bei einigen von ihnen verwendet man optische Geräte wie Stereoskope (Geräte zur Schulung des räumlichen Sehens) oder Amblyoskope (Geräte zur Übungsbehandlung bei Schwachsichtigkeit); aber es gibt auch einfache und doch ausgeklügelte Sehübungen. Die Orthoptik hat sich bei bestimmten Brechungsfehlern als hilfreich erwiesen, vor allem bei Kurzsichtigkeit, die sich durch ungenügenden Gebrauch eines Auges verschlimmert hat. (Ein fehlerhaftes Auge neigt zu »Faulheit«, weil es dem gesunden Auge den größten Teil der Arbeit überläßt.)

Um fair zu sein, sollte man erwähnen, daß *W. H. Bates* die orthoptische Forschung zu Beginn dieses Jahrhunderts, vor allem nach dem ersten Weltkrieg, sehr angeregt hat. *Bates* war Augenarzt und Pionier der korrektiven Augenübungen ohne die

Verwendung von Geräten. Leider steigerte er sich in seine Arbeit und seine Theorien derart hinein, daß er seine Behandlungsmethoden zum »Allheilmittel« für sämtliche Augenprobleme erklärte. Er behauptete, alle Augenschäden seien auf körperliche, emotionale oder seelische Überanstrengung zurückzuführen und könnten daher durch spezielle Entspannungsverfahren geheilt werden. Dies war der Beginn der Lehre vom »Sehen ohne Brille«.

Obwohl *Bates* eine ganze Menge Anhänger fand – es gibt sie heute noch –, brachte er sich bei Augenärzten in Mißkredit, weil er bestimmte physiologische Tatsachen leugnete. Dennoch spornten sein Eifer und die Notwendigkeit, wissenschaftliche Entgegnungen auf seine Behauptungen zu finden, die seriöse Forschung an. Man stellte fest, daß therapeutische Augenübungen bei Störungen der Augenmuskeln nützlich sind. Die einfache »Bleistiftübung«, die Augenärzte heute häufig anwenden, um eine bestimmte Art von Schielen zu beseitigen, geht auf *Bates* zurück.

Auch der Umstand, daß die *Bates*-Methode offenbar mechanische Defekte wie Kurzsichtigkeit, Weitsichtigkeit und Astigmatismus »heilen« konnte, regte die Mediziner an zu erforschen, welche körperlichen und psychologischen Bedingungen Symptome hervorrufen, die diesen Defekten gleichen. Die richtige Diagnose dieser Scheindefekte kann erklären, warum *Bates* zu der falschen

Annahme gelangte, er habe ein »Allheilmittel« entdeckt. Die Augenheilkunde hat dadurch beträchtliche Fortschritte gemacht – zum Nutzen der Patienten, deren Augensymptome man heute mit viel größerer Sicherheit diagnostizieren kann und die oft erfahren, daß sie keine Korrektivlinsen, sondern eine bessere Ernährung und manchmal eine medizinische oder psychiatrische Therapie brauchen.

Nahrung für den Geist

Früchte sind dem Licht am nächsten verwandt. Die Sonne gießt unaufhörlich Licht in die Früchte, und sie sind die beste Nahrung, die der Mensch benötigt, um Seele und Körper zu erhalten.

A. Bronson Alcott

Früchte sind die reinste Nahrung, gefolgt von Getreide und Gemüse. Alle reinen Dichter haben tierische Nahrung fast vollständig gemieden. Vor allem ein Priester sollte weniger Fleisch essen, wenn er eine Predigt schreibt. Je weniger Fleisch, desto besser die Predigt.

A. Bronson Alcott

Es wird oft am falschen Platz gespart: Jene, die zu arm sind, um Obst und Gemüse der Saison zu kaufen, haben dennoch das ganze Jahr über

Kuchen und Eingemachtes. Sie können sich keine Orangen leisten; aber sie können jeden Tag Tee und Kaffee trinken.

Health Calendar

Die Menschen, die im Mittelalter die Flamme des Lernens und der Frömmigkeit am Leben hielten, waren überwiegend Vegetarier.

Sir William Axon

Herzhafte Speisen sind jene, die potentielle Energie in Fülle enthalten. Wenn wir die Familien dazu bewegen könnten, Industriezucker, Kuchen und Torten aus Weißmehl, Süßigkeiten und andere Leckerbissen, mit denen Kinder zu oft vollgestopft werden, durch gesunde, reife und saftige Äpfel zu ersetzen, würden die Krankheitskosten pro Jahr so zurückgehen, daß jeder Haushalt sich von dieser köstlichen Frucht einen Vorrat für eine Saison anlegen könnte.

Wenn wir gesund bleiben wollen, müssen wir den Körper durch Gehen, Laufen, tiefes Atmen, gute Haltung usw. ausreichend trainieren und klug – das heißt natürlich – ernähren. Die Folge ist ein Leben voller Freude und Glück.

Paul C. Bragg

Statistiken belegen, daß die Häufigkeit chronischer Krankheiten in alarmierendem Tempo zunimmt und daß die Menschen in immer jünge-

ren Jahren daran leiden. Es ist Zeit, die Tatsache anzuerkennen, daß die Ernährung für diese Entwicklung in erster Linie verantwortlich ist und daß Zucker, Kaffee, Salz, verarbeitete und mit Chemikalien behandelte Nahrungsmittel sowie der Bewegungsmangel die größten Übeltäter sind.

Das leichteste Frühstück ist das beste.

Oswald

Kapitel 7

Geben Sie den Augen die richtige Nahrung

Nach einem ägyptischen Papyrus wurde schon 1500 v. Chr. die »Nachtblindheit« als Folge eines Nährstoffmangels angesehen und mit Leber behandelt. Etwa tausend Jahre später wandte *Hippokrates*, der »Vater der Medizin«, das gleiche Verfahren an. Doch es dauerte beinahe 2400 Jahre, bis der mysteriöse Bestandteil der Leber, der Nachtblindheit heilt, entdeckt wurde: das Vitamin A.

Heute gelten Nährstoffmängel, vor allem Vitaminmangel, als häufigste Ursache für Symptome, die sich als Augenfehler tarnen. Darum ist richtige Ernährung so wichtig für die Augen.

Sie sind, was Sie essen

Ein gesunder Körper ist ein leistungsfähiges Labor. Wenn wir ihm geeignetes Rohmaterial geben und er keinen Unfall erleidet, ist er imstande, starkes Gewebe und eine gute Widerstandskraft gegen die meisten Bakterien, Viren und anderen Umwelteinflüsse aufzubauen.

Von der Wissenschaft wissen wir, daß jede Zelle des menschlichen Körpers innerhalb von elf Monaten erneuert wird. Aber ohne brauchbare Rohstoffe ist keine echte Erneuerung möglich. Dieses Rohmaterial müssen wir uns durch die Nahrung beschaffen – gute, bekömmliche, natürliche Nahrung.

Wer Sie heute sind, wer Sie morgen, nächste Woche, nächsten Monat, in zehn Jahren sein werden, hängt davon ab, was Sie essen! Sie sind die Gesamtsumme der Nahrungsmittel, die Sie zu sich nehmen. Wie Sie aussehen, wie Sie sich fühlen, wie Sie die Last Ihrer Jahre tragen – das alles hängt davon ab, wie Sie Ihren Körper ernähren.

Jeder Teil Ihres Körpers ist aus der Nahrung gemacht, die Sie essen. Und die Augen spiegeln die Gesundheit des ganzen Körpers wider. Was sagen Ihnen Ihre Augen?

Funkeln Ihre Augen vor Jugendlichkeit und Wohlbefinden? Oder sind sie stumpf und müde und vorzeitig gealtert?

Das Alter hat nichts mit nachlassender Sehkraft zu tun – es sei denn, Sie haben Ihr Leben damit verbracht, Vitaminmangelzustände aufzubauen und die Augen noch auf andere Weise zu mißbrauchen. Für ein schlechtes Sehvermögen sind Sie selbst verantwortlich, nicht die verrinnende Zeit.

Aber ich habe gute Nachrichten für Sie. Die Augen verfügen über die wunderbare Fähigkeit, sich selbst zu regenerieren. Geben Sie ihnen die richtige Nahrung, und sie heilen sich selbst. Ich habe viele Menschen gesehen, die 60, 70 oder 80 Jahre alt waren und ihre Brille wegwarfen, nachdem sie sich auf eine gesunde Ernährungs- und Lebensweise umgestellt hatten. Ich habe Menschen gesehen, die halb blind waren und dennoch ihre jugendliche Sehkraft wiedergewannen.

Fangen Sie an, Ihren Augen die Nahrung zu geben, die sie brauchen, und Sie werden erstaunliche Veränderungen erleben. Ich versichere Ihnen, daß der Funke der Jugend bald wieder in Ihren Augen leuchten wird, unabhängig von Ihrem Alter.

Meiden Sie diese Nahrungsmittel

Sie können keine schönen, strahlenden, jungen Augen haben und keine normale 6/6-Sehschärfe erreichen, wenn Sie tote, raffinierte Nahrung ohne Mineralien und Vitamine essen. Alkohol, Kaffee, Tee, Fabrikzucker und Weißmehl, alle verarbeiteten und mit chemischen Konservierungs- oder Zusatzstoffen versetzten Nahrungsmittel, alle gehärteten Fette rauben den Augen Kraft und Vitalität.

Jeder kennt die blutunterlaufenen Augen nach einem »Kater«. Auch Tabak, Kaffee und Tee sind Drogen, die den Augen schaden. Und Menschen, die zuviel konzentrierte, raffinierte Süßigkeiten zu sich nehmen, machen sozusagen eine Sauftour mit Zucker. Prüfen Sie einmal morgens Ihre Augen, wenn Sie am Tag zuvor Süßigkeiten, Kuchen, Eiscreme, Cola oder Limonade zu sich genommen haben! Der Zucker hat den Augennerven zuviel Vitamine des B-Komplexes entzogen.

Dr. H. H. Turner, ein amerikanischer Augenarzt, bezeichnet kohlensäurehaltige Getränke als eine der Hauptursachen für Augenprobleme. Er hat festgestellt, daß der übermäßige Konsum solcher Getränke zu Wasseransammlungen im weißen Augengewebe sowie zur Verengung und Verstopfung von Blutgefäßen führt. Abnehmende Sehschärfe und sonstige Augenfehler sind die Folge.

Junge Leser und Eltern aufgepaßt! Die übliche Ernährung der heutigen Jugend – die unglückseligerweise auf der ganzen Welt kopiert wird – ist für die Augen eine schwere Hypothek. »Tote Nahrung«, die chemische Konservierungsstoffe enthält, macht die Augen vorzeitig alt. Diese Chemikalien verlängern die Haltbarkeit der Produkte, aber sie verkürzen Ihr Leben!

Und wieder ist der weiße Zucker einer der Hauptsünder. Unabhängig voneinander haben

Dr. Jin Otsuka, ein Professor im Fachbereich Augenheilkunde der medizinischen und zahnmedizinischen Universität Tokio, und *Dr. William Ludlam* vom optometrischen Zentrum in New York, nachgewiesen, daß der übermäßige Verzehr von Fabrikzucker eine Hauptursache für die beträchtliche Zunahme der Kurzsichtigkeit bei Kindern und Erwachsenen ist. Zucker raubt dem Körper Kalzium, das in angemessener Menge so wichtig für die Gesundheit der Augen ist (darauf werde ich später noch genauer eingehen).

Lebendige Augen durch lebendige Nahrung

Verbannen Sie tote Nahrungsmittel vom Tisch! Wenn Sie einen gesunden Körper und gesunde Augen haben möchten, sollten Sie natürliche Lebensmittel essen, und zwar in folgenden Mengenverhältnissen:

- drei Fünftel frisches Obst, Salate und Gemüse, roh oder behutsam zubereitet;
- ein Fünftel natürliches Eiweiß, tierisch oder pflanzlich;
- ein Fünftel natürliches Fett, natürlicher Zucker und natürliche Stärke.

Es gibt empfehlenswerte Bücher, die Ihnen helfen, gesunde Mahlzeiten zu bereiten (siehe Bücher über die natürliche Gesundheitslehre auf Seite 189)

Von besonderer Bedeutung für die Augen sind Vitamine, Mineralien und andere Wirkstoffe, die wir jetzt näher erörtern wollen.

Netzhaut und Hornhaut brauchen Vitamin A

Wie bereits erwähnt, ist Nachtblindheit das häufigste Symptom von Vitamin-A-Mangel. Ein frühes Warnzeichen, das man beachten sollte, ist nachlassendes Sehvermögen bei Dunkelheit. Vitamin A ist ein notwendiger Bestandteil des Sehpurpurs der Retina. Es trägt dazu bei, Lichtstrahlen in Nervensignale umzuwandeln, die das Gehirn in Bilder umsetzt.

Ein Mangel an Vitamin A hat außerdem ungünstige Auswirkungen auf die Hornhaut; er führt zu degenerativen Veränderungen wie Aufweichung, Austrocknung oder Geschwürbildung.

Wie notwendig Vitamin A für die Eiweißsynthese im Körper ist – der Organismus muß diese lebenswichtigen »Bausteine« aus der Nahrung ja in eigenes Gewebe umwandeln –, hat sich in den letzten Jahren bei der Versorgung von Hungernden auf drastische Weise gezeigt. Man schickt routinemäßig Eiweiß, vor allem Milchpulver, in Hungergebiete. Doch es hat sich herausgestellt, daß der offensichtliche Eiweißmangel bei Hungernden unweigerlich mit einem Mangel an Vitamin A einhergeht. Diesen sehr wichtigen Zusammenhang entdeckte *Dr. G. Edwin Bunce*, ein Forscher im Fachbereich Biochemie des polytechnischen Instituts von Virginia, als er die »Milchblindheit« untersuchte, die in einem brasilianischen Hungergebiet auftrat, nachdem man dort Milchpulver verteilt hatte.

Dr. Bunce wies darauf hin, daß das Milchfett, in dem Vitamin A enthalten ist, beseitigt worden war, um den Eiweißanteil der Trockenmilch zu erhöhen. Aber die plötzlich erhöhte Eiweißzufuhr rief bei den hungernden Kindern rasch einen Vitamin-A-Mangel hervor – und die Folge war eine Epidemie von Augenkrankheiten (eingetrocknete Tränendrüsen, trockene oder geschwürige Hornhaut).

Die darauffolgenden Forschungen in biochemischen Labors in mehreren Teilen der Welt belegten, daß *Dr. Bunces* Schlußfolgerungen richtig waren. Heute wissen die Mediziner, daß der Organismus ohne das Vorhandensein von Vitamin A kein Eiweiß assimilieren kann.

Obwohl Leber die erste bekannte Quelle für Vitamin A war, identifiziert man diesen Wirkstoff heute eher mit Karotin, dem natürlichen gelben Farbstoff in Karotten und Aprikosen. Es ist auch in grünem Blattgemüse, zum Beispiel in Spinat, Senfblättern und Petersilie, sowie in Tomaten, Süßkartoffeln, Sonnenblumenkernen, Bierhefe, Meeresfrüchten und Lebertran enthalten.

Sie sollten jeden Tag einige dieser Nahrungsmittel essen, um Ihr Sehvermögen mit Hilfe von Vitamin A zu schützen. Der tägliche Mindestbedarf liegt bei 5000 internationalen Einheiten (I. E.). Da der Körper Vitamin A speichert, sollten Sie ohne Zustimmung des Arztes keine größere Menge zu sich nehmen.

Vitamin B-Komplex für die Augennerven

Die meisten Menschen wissen, daß der Sehnerv ein Hirnnerv ist. Aber haben Sie gewußt, daß die Augen acht von zwölf wichtigen Hirnnerven direkt oder indirekt benutzen?

Die Retina enthält hochspezialisierte Nervenzellen, die über den Sehnerv Lichtsignale empfangen und weiterleiten, und zwar in einem komplizierten Code, den das Sehzentrum des Gehirns, der eigentliche Ort des Sehens, entschlüsselt.

Außerdem steuert ein Netzwerk von Nerven die Bewegungen der Augen und der Augenlider, die Erweiterung und Verengung der Pupillen und der Linse, die Absonderung der Tränen und der anderen Augenflüssigkeiten sowie die Abgabe von Warnsignalen in Form von Schmerzen, zum Beispiel bei Reizungen.

Diese Konzentration von Nerven und Nervenenergie in den Augen sowie deren direkter Kontakt mit dem Gehirn ist der Grund, warum sich so viele körperliche und seelische Beschwerden unmittelbar auf die Augen auswirken und warum Augenschmerzen uns so viel Energie rauben. Die Gesundheit der Augen und des Zentralnervensystems sind eng miteinander verbunden.

Die Vitamine des B-Komplexes sind »Nervenvitamine«. Sie sind für die Gesundheit des ganzen Nervensystems unentbehrlich. Jedes Mitglied der B-Komplex-Gruppe hat seine spezielle Bedeutung für das Sehvermögen.

Vitamin B_1 verbessert die Sehkraft

Vom Vitamin B_1 (Thiamin) benötigen wir mehr als nur eine »ausreichende« Menge; denn es greift unmittelbar in die Funktion des Nervensystems und des Sehvorganges ein. Thiaminmangel gilt als Hauptursache für den Verlust der Sehkraft als Folge von Mangel- oder Fehlernährung (ernährungsbedingte Amblyopie).

Der tägliche Mindestbedarf liegt bei 15 Milligramm; er kann sich bis auf 300 Milligramm erhöhen.

Die besten Quellen für Vitamin B_1 sind Erdnüsse, Vollkorngetreide (besonders Roggen und Mais), Weizenkeime, Bierhefe, Reishülsen und roher Honig. In den meisten Gemüsearten und in der Milch ist es ebenfalls enthalten.

Vitamin B_2 hilft, der Lichtscheu vorzubeugen

Die Lichtscheu oder Photophobie ist das auffallendste Symptom des Vitamin-B_2-Mangels. Weitere Anzeichen sind brennende Augen und Augenlider sowie blutunterlaufene Augen.

Vitamin B_2 (Riboflavin) hilft den Zellen des weichen Augengewebes, Sauerstoff auszutauschen, und zusammen mit Vitamin B_1 fördert es die Umwandlung von Stärke und Zucker in Energie für die Augenmuskeln. Der tägliche Mindestbedarf beträgt 5 Milligramm; er kann auf 50 bis 300 Milligramm steigen.

Riboflavin ist in Leber, Niere, natürlichem Käse und in den meisten Vitamin-B_1-Quellen enthalten.

Vitamin B_6 entspannt die Augen

Vitamin B_6 (Pyridoxin) ist ein wirksames natürliches Beruhigungsmittel. Bei Vitamin-B_6-Mangel sind die Augen verspannt und leiden an extremer Müdigkeit; manchmal sind sie sogar wund. Auch Zuckungen und andere nervöse Symptome sind für Pyridoxinmangel typisch.

Der tägliche Mindestbedarf beträgt 2 Milligramm; er kann auf 50 bis 300 Milligramm steigen.

Vitamin B_7* ist unerläßlich für die Gesundheit der Augen

Vitamin B_7 (Niacin) ist als Lebensretter von Pellagrakranken am besten bekannt, aber es ist auch Voraussetzung für gesunde Augen und gutes Sehvermögen. Mangel an Vitamin B_7 führt zu Doppelbildern, entzündeten Augenlidern, Erosion der oberen Augengewebe und Trübungen der Hornhaut.

Der tägliche Mindestbedarf liegt bei 20 Milligramm. Größere Mengen sollten Sie nur auf ärztliches Anraten einnehmen. Ausgewogenheit ist wichtig; denn zuviel Niacin kann mehr Schaden als Nutzen anrichten.

Dieses Vitamin ist in Vollkorngetreide – vor allem im Mais, im Weizen und in Weizenkeimen, in Gerste und im Reis –, sowie in Erbsen und Bohnen enthalten. Wenn diese Lebensmittel Bestandteil Ihrer täglichen Kost sind, ist Ihre Versorgung mit Niacin gesichert.

Vitamin B_{12} hilft den Augen, jung zu bleiben

Vitamin B_{12} (Cobalamin) ist das »große rote Vitamin«, das wir benötigen, um der Anämie vorzubeugen. Es ist an der Bildung und Regenera-

* In Deutschland im allgemeinen nicht als Vitamin B_7 bezeichnet, sondern als Antipellagravitamin oder als Vitamin PP.

tion von roten Blutkörperchen beteiligt. Trübe, wässerige, vorzeitig gealterte Augen sind Symptome des Vitamin-B_{12}-Mangels.

Eine Warnung an Raucher: Rauchen erschöpft die Vitamin-B_{12}-Vorräte schnell. Die »Tabak-Amblyopie«, der Verlust des Sehvermögens durch übermäßiges Rauchen, geht mit Vitamin-B_{12}-Mangel einher.

Cobalamin ist in so kleinen Dosen wirksam, daß es als einziges Vitamin meist in Mikrogramm gewogen wird. Der tägliche Mindestbedarf liegt bei 5 Mikrogramm; er kann sich auf 50 bis 500 Mikrogramm erhöhen.

Wenn Sie junge, starke und strahlende Augen haben möchten, sollten Sie täglich einige der folgenden Lebensmittel auf den Tisch bringen: Weintrauben und reinen, natürlichen Traubensaft, Petersilie, Datteln, Eigelb, Backpflaumen, Aprikosen, Brombeeren und reinen, natürlichen Brombeersaft, Brunnenkresse.

Vitamin C beugt grauem Star vor

Sie können keine starken, alterslosen, unermüdlichen Augen haben, wenn Sie nicht täglich Ihren Bedarf an Vitamin C (Ascorbinsäure) decken. Vitamin C benötigt der Körper, um Kollagen zu bilden, das die Zellen zusammenhält. Es ist unentbehrlich bei der Heilung von Wunden und verletztem Gewebe und bei der Vorbeugung gegen Blutergüsse. Ascorbinsäure macht die Augen widerstandsfähiger gegen Verletzungen.

Die »Alterssichtigkeit« ist in den meisten Fällen unmittelbar auf Vitamin-C-Mangel zurückzuführen. Ein Mangel an Vitamin C führt dazu, daß die Augenmuskeln und alle anderen Muskeln an Spannkraft verlieren und daß die Augengewebe entarten.

Da der Vitamin-C-Gehalt in der Rinde der Augenlinse stets hoch ist und da grauer Star mit Vitamin-C-Mangel einhergeht, ist Vitamin C offensichtlich unentbehrlich zur Vorbeugung gegen grauen Star. Der Stoffwechsel der Linse ist auf Vitamin C angewiesen, da es Gewebsverhärtung verhindert. Es schützt außerdem vor Augenflecken.

Der tägliche Mindestbedarf beträgt 100 Milligramm; er kann sich auf 500 bis 1000 Milligramm erhöhen.

Der Körper des Menschen stellt Ascorbinsäure weder her, noch speichert er sie. Darum müssen wir dieses lebenswichtige Vitamin jeden Tag durch die Nahrung (nötigenfalls durch natürliche Vitaminzusätze) aufnehmen.

Die besten Vitamin-C-Quellen sind Zitrusfrüchte, Beeren, frische Ananas, süße grüne und rote Paprikaschoten, Kohl, Salate, Erbsen, Zwiebeln, Hagebutten und Acerolakirschen. Vitamin

C ist sehr hitzeempfindlich; essen Sie also diese Lebensmittel frisch und roh!

Vitamin D gegen grauen Star und Kurzsichtigkeit

Auch Vitamin D leistet einen wichtigen Beitrag zur Vorbeugung gegen grauen Star. Es ist das »Sonnenvitamin«, und es reguliert den Kalzium- und den Phosphorstoffwechsel. Beide Mineralien werden im Augengewebe verwertet, wo ein exaktes Gleichgewicht vorhanden sein muß. Eine Verkalkung der Linse führt beispielsweise zur Verhärtung des Gewebes und zum grauen Star.

Geringfügige Veränderungen der Linse können eine fortschreitende Kurzsichtigkeit zur Folge haben. Myopie kann aber auch auf ein Weichwerden des hinteren Teils der Lederhaut, der äußeren Schicht des Auges, zurückgehen. Dieser Teil der Lederhaut muß fest bleiben, damit er sich nicht dehnt. Dagegen müssen die Gewebe der Linse formbar sein. Vitamin D reguliert beides.

Ein bekannter Augenarzt, *Dr. Alexander Knapp*, berichtete im März 1974 der Internationalen Akademie für Präventivmedizin in Washington über seine Erfolge in den vergangenen 40 Jahren. Es war ihm gelungen, Blindheit zu verhüten, indem er das Essen seiner Patienten mit Vitamin D und Kalzium in genau festgelegten

Mengen anreicherte. Sowohl in Laborversuchen als auch in klinischen Versuchen wies er nach, daß seine Ernährungstherapie bei Hornhautdegeneration, Kurzsichtigkeit, Nachtblindheit eines bestimmten Typs (Retinitis pigmentosa) und allergischer Bindehautentzündung (Konjunktivitis) äußerst erfolgreich war.

Der tägliche Mindestbedarf beträgt 400 I. E. Wie Vitamin A wird auch Vitamin D im Körper gespeichert. Nehmen Sie daher keine größeren Mengen dieses Vitamins ein, ohne vorher mit Ihrem Arzt gesprochen zu haben.

Die ergiebigste natürliche »Quelle« für Vitamin D ist Sonnenschein! Es ist jedoch auch in Lebertran, ungesättigtem Fett, Milch, Butter und Eiern enthalten.

Vitamin E schärft die Sehkraft

Vitamin E (Tocopherol) unterstützt die Sauerstoffaufnahme. Es erleichtert die Absorption und Verwertung des Sauerstoffs in allen Teilen des Körpers. Damit trägt es auch dazu bei, die Gesundheit der Augen zu erhalten und die Sehkraft zu schärfen.

Der tägliche Mindestbedarf liegt bei 100 I. E.; er kann auf bis zu 800 I. E. steigen.

Die Hauptquelle für Vitamin E sind Weizenkeime und Weizenkeimöl. Es ist außerdem in

Vollkorngetreide, grünem Blattgemüse und Innereien enthalten.

Vitamin K beugt Blutungen vor

Vitamin K, das »antihämorrhagische Vitamin« arbeitet mit Vitamin C zusammen. Es fördert die Blutgerinnung und die Wundheilung. Dadurch schützt es auch die Augen und unterstützt sie bei der Selbstheilung.

Die wichtigsten Quellen für Vitamin K sind Spinat, Kohl, Blumenkohl, Karottenblätter, Tomaten und Orangenschalen.

Bioflavonoide und Rutin stärken die Kapillaren

Die kleinen Blutgefäße oder Kapillaren haben die schwierige Aufgabe, Sauerstoff und Nährstoffe in alle Muskeln, Gewebe und Nerven des Auges zu befördern und Stoffwechselabbauprodukte zu beseitigen. Die Wände dieser kleinen Arterien und Venen müssen stark und geschmeidig sein, damit sie nicht zerreißen.

Dabei helfen uns die Bioflavonoide (auch Vitamin P genannt) und das Rutin. Rutin ist ein geschmackloses, grüngelbes Pulver, das aus Buchweizenblättern hergestellt wird und das Sie im Reformhaus kaufen können.

Bioflavonoide sind im weißen Teil der Grapefruit und anderer Zitrusfrüchte enthalten, und zwar zwischen dem Fruchtfleisch und der dünnen äußeren Schale. Außerdem finden wir es im weißen Kerngehäuse grüner Paprikaschoten.* Diese wichtigen Wirkstoffe sind also genau in den Teilen enthalten, die gewöhnlich weggeworfen werden! Tun Sie das in Zukunft nicht mehr. Bioflavonoide stärken die Wände der Kapillaren, nicht nur in den Augen, sondern überall im Körper. Sie fördern die Heilung von Blutergüssen und beugen Nasenbluten, blutunterlaufenen Augen und häßlichen geplatzen Äderchen vor.

Schälen Sie nur die sehr dünne äußere Schale von Grapefruits und Orangen ab. Schneiden Sie das Fruchtfleisch zusammen mit dem dicken weißen »Pelz« heraus. Sie werden feststellen, daß diese ganzen Früchte einen köstlichen und sehr ausgeprägten Geschmack haben, wenn Sie sie zum Frühstück, als Salat oder als Nachtisch essen.

Schneiden Sie das weiße Kerngehäuse aus Paprikaschoten heraus, stutzen Sie den Stiel, und bürsten oder waschen Sie die Kerne ab. Schneiden Sie das Kerngehäuse in mundgerechte Stücke, und essen Sie sie als Imbiß oder zum Salat – sie schmecken ausgezeichnet.

* Bioflavonoide und Rutin kommen auch in anderen Pflanzen (Gemüse, Früchte) in kleinen Mengen vor.

Nehmen Sie nur natürliche Vitaminpräparate

Versuchen Sie, Ihre täglichen Mahlzeiten so zusammenzustellen, daß sie alle Vitamine enthalten, die Sie brauchen. Manchmal ist es jedoch schwierig, alles erforderliche frische Obst, Salate und Gemüse zu bekommen, vor allem in Städten. Wenn Sie an einem ernsten Vitaminmangel leiden, müssen Sie eine Zeitlang mehr Vitamine zu sich nehmen, bis das natürliche Gleichgewicht im Körper wiederhergestellt ist.

In solchen Fällen sind Vitaminpräparate angezeigt. Achten Sie aber darauf, nur natürliche Ergänzungen einzunehmen, die aus organisch angebauten Pflanzen stammen. Synthetische Vitamine sind zwar Kopien der natürlichen, doch sie haben nicht die gleiche Wirkung im Körper wie die »lebendigen« Vitamine. Natürliche Ergänzungspräparate können Sie in Reformhäusern und Naturkostläden kaufen.

Die Augen benötigen organische Mineralien

Das gleiche gilt für Mineralzusätze und Kombinationspräparate, die sowohl Vitamine wie auch Mineralstoffe enthalten. Der menschliche Körper (und der Körper jedes Tieres) kann anorganische Mineralien nicht verwerten! Nur Pflanzen können das. Sie entnehmen die Mineralien dem

Boden und wandeln sie durch Photosynthese in organisch gebundene Substanzen um. Damit ernähren sie ihr eigenes Gewebe und die Gewebe der Tiere.

Wenn Sie sich natürlich ernähren, also von lebendiger Nahrung, nehmen Sie genügend organisch gebundene Mineralien zu sich. Für die Gesundheit der Augen sind folgende Mineralien besonders wichtig:

Phosphor ist ein wesentlicher Bestandteil des Gehirns, der Nerven, der Augen und des Skeletts. Wie bereits erwähnt, verbindet sich Phosphor unter dem Einfluß des Vitamins D mit Kalzium. Die wichtigsten Quellen sind Innereien (Leber, Niere, Hirn, Herz, Magen, Zunge und Bries), Gurken, Erbsen, Sojabohnen, Salate – besonders Grünkohl, Senfblätter, Spinat und Brunnenkresse –, vor allem als Rohkostsalat –, Roggen, Vollkornweizen, Weizenkleie, Nüsse und natürlicher Käse.

Eisen ist Träger des Sauerstoffs, des »unsichtbaren Nährstoffs«, im Blut. Bei Anämie macht sich Eisenmangel besonders bemerkbar. Die wichtigsten Quellen sind Backpflaumen, Datteln, Rosinen, Vollkornweizen, Nüsse aller Art, Lauch, Eier, Innereien und Lammfleisch.

Jod ist ein Spurenelement, das für die Gesundheit der Augen sehr wichtig ist, weil es die Funktion der Schilddrüse reguliert. Eine Unterfunktion der Schilddrüse kann zu unwillkürlichen

Augenbewegungen von einer Seite zur anderen (Nystagmus), zu Linsentrübung und zu geschwollenen Augenlidern führen. Eine Überfunktion kann unscharfes Sehen verursachen. Die einfachste Quelle für Jod ist Algenpulver, das Sie über Salate, Getreideflocken usw. streuen können. Sie bekommen es in Reformhäusern oder Naturkostläden. Weitere Quellen sind Meeresfrüchte, Ananas, Preiselbeeren, Kokosnüsse und grüner Salat.

Kalium schützt das weiche Augengewebe

Kalium ist für alle Organismen lebenswichtig. Für die Augen ist es von besonderer Bedeutung. Kalium ist für das weiche Gewebe das, was Kalzium für das harte Gewebe (die Knochen) ist. Es ist der wichtigste Bestandteil des Gewebes.

Kalium schützt das weiche Gewebe, aus dem die Augen größtenteils bestehen. Kaliummangel kann zu einer Verhärtung der Augäpfel führen. Schwache, trübe, vorzeitig alternde Augen sind Symptome von Kaliummangel.

Das Mineral ist reichlich in Äpfeln, natürlichem Apfelessig, Bananen und Honig enthalten.

Ich verschaffe mir meine tägliche Kaliumration, indem ich gleich nach dem Aufstehen einen Teelöffel reinen, natürlichen Apfelessig und einen Teelöffel Naturhonig in einem Glas warmem Wasser verrühre und diese erfrischende Mischung trinke. Außerdem mische ich natürlichen Apfelessig mit ungesättigtem Pflanzenöl und verwende diese Soße in rohen Salaten (ich esse täglich zwei davon). Als Nachtisch esse ich frische, gedünstete oder gebackene Früchte, mit Honig gesüßt. Es ist leicht, gut zu essen und dabei die Augen und den ganzen Körper mit dem lebenswichtigen Kalium zu versorgen!

Kalzium hat eine therapeutische Wirkung

Kalzium ist als Hauptbestandteil des Skeletts bekannt; aber es hat noch andere Aufgaben. Es koordiniert die Verwertung anderer Mineralien und ist unentbehrlich bei der Reparatur aller Körpergewebe und bei der Steuerung unwillkürlicher Muskelkontraktionen. Es beruhigt das ganze Nervensystem.

Kalzium dämpft übermäßiges Blinzeln und Tränen der Augen und unterstützt die Heilung bei Bindehautentzündung und Lichtscheu. Wie bereits erwähnt, ist Vitamin D ein unentbehrlicher Gefährte des Kalziums und reguliert seine Verwertung im Stoffwechsel.

Wichtige Kalziumquellen sind Vollmilch, natürlicher Käse, Eier und Fisch, aber auch Nüsse, Sonnenblumenkerne, Sesamsamen, Salate, Artischocken, Kohl, gelbe Rüben, Blumenkohl,

Gurken, Getreidegerichte aus frisch gemahlenem Maismehl oder Hafermehl, Orangen, Feigen, Backpflaumen, Rosinen und Datteln.

Warnung! Nehmen Sie nie anorganische Kalziumpräparate, zum Beispiel Dolomittabletten, zu sich! Derartige anorganische Mineralien kann der Körper nicht verwerten; er lagert sie vielmehr in Gelenken, an den Wänden der Blutgefäße und in weichem Gewebe (z. B. in den Augen) ab. Dort führen sie zu Verhärtungen und Versteifungen.

Wenn Kalziumzusätze notwendig sind, nehmen Sie am besten natürliches Knochenmehl in Form von Tabletten oder Pulver. Das ist ein natürliches, organisch gebundenes Kalzium, das der Körper absorbieren und verwerten kann.

Eiweiß macht die Augen stark

Eiweiß ist das Baumaterial der Natur, der Grundstoff des Lebens. Ohne ausreichende Versorgung mit Eiweiß entartet das Augengewebe, und das Sehvermögen läßt nach. Eiweiß ist Teil der Struktur aller Zellen und wird für die Erhaltung und Reparatur der Zellen gebraucht. Ich habe bereits erwähnt, daß Vitamin A bei der Eiweißsynthese im menschlichen Körper eine wichtige Rolle spielt.

Ein Fünftel unserer täglichen Kost sollte sich aus tierischem oder pflanzlichem Eiweiß oder aus einer Kombination von beidem zusammensetzen.

Zum tierischen Eiweiß gehören Eier, Milch, natürlicher Käse, Fleisch, Fisch und Geflügel. Eier sollten frisch und befruchtet sein. Essen Sie sie aber höchstens zwei- bis viermal wöchentlich. Verzichten Sie möglichst auf Fleisch. Wenn Sie noch Fleischesser sind, essen Sie mageres, wenig erhitztes Fleisch, das ist am nahrhaftesten. Milch ist ein ausgezeichnetes Lebensmittel für Kinder! Erwachsene können sie nicht gut verwerten und sollten sie nur selten zu sich nehmen. Natürlicher (nicht verarbeiteter) Käse z. B. Hüttenkäse und Quark ist am besten geeignet. Fisch und Geflügel sind gute Eiweißquellen, wenn sie einwandfrei, d. h. nicht belastet sind.

Die Nachfrage nach eiweißhaltigem Gemüse nimmt inzwischen erfreulicherweise immer mehr zu. Sojabohnen sind am begehrtesten, gefolgt von anderen getrockneten Bohnenarten – Kidneybohnen, gescheckte Bohnen, Limabohnen, Linsen und Kichererbsen. Alfalfa-(Luzernen-) Sprossen sind auch sehr eiweißreich. Andere gute Quellen sind rohe Nüsse und Samen, ungehärtete Erdnußbutter und andere Nuß- und Samenbutter, Avocado, rohe Weizenkeime und Bierhefe. Vollkorngetreide enthält ebenfalls viel Eiweiß.

Denken Sie immer daran: Lebendige Augen brauchen lebendige Nahrung!

Kapitel 8

Gesunde Augen in einem gesunden Körper

Lassen Sie mich wiederholen, daß die Gesundheit der Augen und die Gesundheit des ganzen Körpers eng miteinander zusammenhängen. Darum möchte ich im folgenden die speziellen Empfehlungen des Gesundheitsprogramms für die Augen ergänzen und kurz auf einige allgemeine Gesundheitsregeln eingehen, die für ein gutes Sehvermögen von besonderer Bedeutung sind.

Regelmäßige Ausscheidung ist wichtig

Kopfschmerzen haben ihren Ursprung oft im Darm, nicht in den Augen. Wenn der Körper Abfallprodukte nicht vollständig ausscheidet, nimmt das Blut Giftstoffe auf und befördert sie in »empfängliche« Teile des Körpers, zum Beispiel in das weiche Augengewebe.

Morgens nach dem Aufstehen und etwa eine Stunde nach dem Mittag- und Abendessen sollten Sie den Darm vollständig entleeren. Die »Abgabe« sollte bei einem gesunden Körper der »Aufnahme« entsprechen. Wenn Sie sich richtig ernähren und sich ausreichend bewegen, stellt sich dieser natürliche Rhythmus automatisch ein.

Versuchen Sie nicht, einen schlaffen Darm durch Einläufe oder Abführmittel zu »heilen«! Einläufe sollten die Ausnahme sein. Wenden Sie diese beiden Methoden möglichst nur auf ärztliche Anweisung an, z. B. vor einer medizinischen Untersuchung, vor einer Operation oder bei bestimmten Krankheiten.

Wenn Ihr Stuhlgang unregelmäßig oder unzureichend ist, können Sie etwas dagen tun, indem Sie Ihre Lebensweise ändern. Das »Abfallbeseitigungssystem« der Natur ist unfehlbar, solange Sie ihm die Möglichkeit geben, seine Arbeit zu tun.

Trinken Sie morgens nach dem Aufstehen ein Glas warmes Wasser mit dem Saft einer halben Zitrone, oder trinken Sie einen »Kaliumcocktail«: ein Teelöffel natürlicher Apfelessig und ein Teelöffel Honig in einem Glas warmem Wasser. Machen Sie dann einige Lockerungsübungen. Auch das Bären-Schwingen (siehe Kapitel 6) ist gut geeignet. Entspannen Sie sich dabei. Versetzen Sie weder die Muskeln noch den Geist durch Angst vor schlechtem Stuhlgang in einen Spannungszustand! Lassen Sie der Natur ihren Lauf, und Sie werden mühelose Darmentleerungen haben.

Beginnen Sie Ihre Morgenmahlzeit mit frischem Obst oder frischgepreßtem Obstsaft. Nehmen Sie zum Pressen eine Presse wie z. B. den Champion-Entsafter*. Essen Sie kein schweres Frühstück. Verschaffen Sie sich während des Vormittags Bewegung, am besten im Freien – gehen Sie zu Fuß ins Büro oder zum Einkaufen, arbeiten Sie im Garten und so weiter.

Der erste Gang Ihres Mittag- und Abendessens sollte ein roher Salat sein. Begnügen Sie sich nicht jeden Tag mit Kopfsalat und Tomaten! Seien Sie erfinderisch, und schmökern Sie in Rezeptbüchern. Sie können köstliche gemischte Salate aus verschiedenen Salat- und Gemüsesorten zaubern, zum Beispiel aus Kopfsalat, Spinat, Karotten, roten Rüben, Kohl, Sellerie, Petersilie, Brunnenkresse, Avocado, Tomaten, Gurken. Machen Sie eine Soße aus Zitronensaft oder Apfelessig und ungesättigtem Öl, beispielsweise Saflor- oder Olivenöl.

Salate zu Beginn einer Mahlzeit stimulieren und schmieren den ganzen Magen-Darm-Trakt. Sie wecken die Geschmacksknospen, regen die Produktion von Verdauungssäften an (Rohkost ist reich an natürlichen Enzymen) und liefern die Faserstoffe, die für eine normale Funktion des Dickdarms notwendig sind.

Essen Sie täglich ein faserstoffreiches, gedünstetes Gemüsegericht, zum Beispiel Grüngemüse. Essen Sie nur natürliche Lebensmittel, und rich-

* Lieferantenhinweise über geeignete Entsafter erhalten Sie auf Anfrage vom Fit-fürs-Leben-Informationsdienst, Postfach 1261, 27718 Ritterhude.

ten Sie sich bei der Zusammenstellung nach den Angaben des 7. Kapitels. Raffinierte, verarbeitete, tote, stärkereiche, fettig gebratene Speisen verstopfen den Darm. Meiden Sie diese Spesen!

Gehen – das beste Bewegungstraining

Wenn Sie Kopfschmerzen, Augenbeschwerden oder andere Störungen haben, deren Ursache eine schlechte Ausscheidung und eine schlechte Durchblutung sind, verschreibt Ihnen Dr. Natur vor allen Dingen körperliche Bewegung. Werfen Sie Ihre Schmerztabletten weg, und kaufen Sie sich ein paar bequeme Wanderschuhe!

Keine andere Aktivität bringt so viele Körperteile in Bewegung wie forsches Gehen, und bei keiner anderen Aktivität arbeiten die Muskeln so harmonisch, die Atmung so rhythmisch, der Kreislauf so vollkommen. Zügiges Gehen ist der »König« des Körpertrainings – und für jedermann die einfachste und leichteste Sportart.

Gewöhnen Sie sich an, mindestens einmal am Tag einen langen, forschen Spaziergang zu machen. Ja, ich meine, was ich sage: **jeden Tag**, bei Sonne und Regen! Gehen im Freien ist am besten; aber selbst wenn Sie im Haus gehen, ist das viel besser als nichts. Gehen Sie im Flur, auf der Veranda oder dort, wo Sie am meisten frische Luft bekommen. Mein Vater und ich gehen oft spät am Abend durch die Korridore oder Treppenhäuser unseres Hotels, wenn wir um die Welt reisen oder auf Vortragsreisen sind.

Gehen Sie natürlich – erhobenen Hauptes, aufrecht, mit gewölbter Brust und eingezogenem Bauch. Lassen Sie die Hüften und den ganzen Körper mitschwingen. Gehen Sie, als begännen die Beine in der Mitte des Rumpfes. Atmen Sie tief. Sie werden in seelische und körperliche Hochstimmung geraten und stolz und gerade, mit locker schwingenden Armen einhergehen.

Gehen Sie mit freiem Geist und leichtem Herzen in Ihrem eigenen Tempo. Das Gehen verjüngt Sie seelisch und körperlich. Sie können tatsächlich Ihren Sorgen »davongehen«. Wenn das Blut durch die Arterien und Venen strömt und den ganzen Körper reinigt und mit Nährstoffen versorgt, erfüllt Sie ein Gefühl des Wohlbehagens, das Probleme aus dem Geist vertreibt und ihm positive Gedanken einflößt. Körperliche und seelische Spannungen lösen sich.

Probieren Sie es! Heutzutage arbeiten die meisten Menschen im Sitzen und in Büros. Sie leiden an Sauerstoff- und Bewegungsmangel. Gehen Sie jeden Tag zu Fuß zur Arbeit und nach Hause, wenn es möglich ist – und wenn es unpraktikabel ist, parken Sie Ihr Auto in einiger Entfernung vom Arbeitsplatz, und gehen Sie wenigstens das letzte Stück. Ihre Gesundheit und Ihr Sehvermögen bessern sich, und Ihre Arbeitsleistung ebenfalls.

Achten Sie auf Ihre Haltung

Die zivilisierte Menschheit ist zu einer sitzenden Spezies geworden – und sie bezahlt dafür einen hohen Preis: eine schlechte Gesundheit und ein schlechtes Sehvermögen. Stehen Sie auf, strecken Sie sich, machen Sie die im 4. Kapitel beschriebene »Blutwäsche«. Und wenn Sie sitzen, sitzen Sie richtig!

Wenn Ihre Sitzhaltung korrekt ist, liegt die Wirbelsäule fest an der Stuhllehne an, und der Bauch

RICHTIGE UND FALSCHE HALTUNG

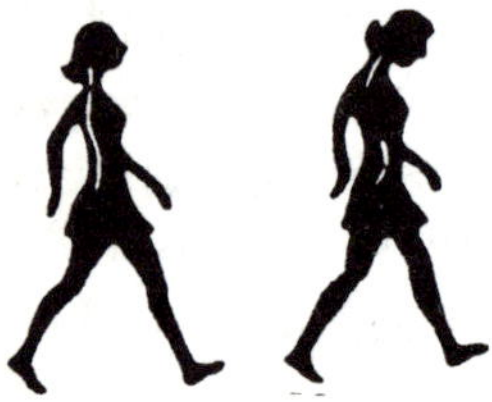

beim Gehen

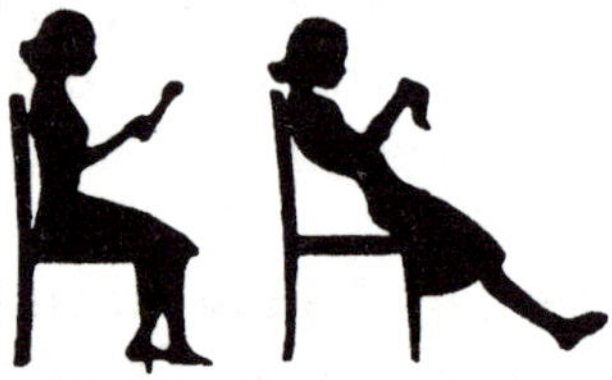

beim Sitzen

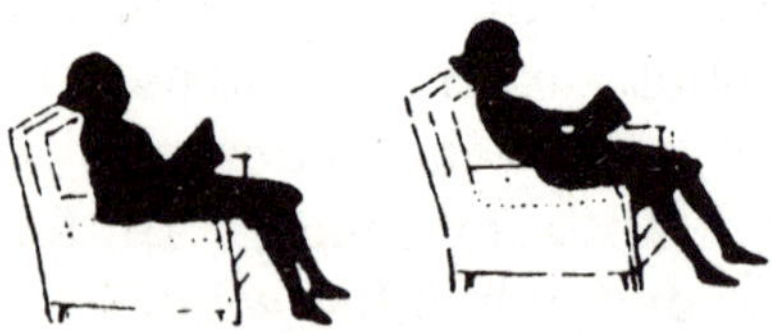

beim Faulenzen im Sessel

ist eingezogen, nicht vorgewölbt. Die Schultern befinden sich hinten, und der Kopf ist erhoben. Wenn Sie sich vorbeugen müssen, tun Sie es aus der Hüfte, und senken Sie nicht den Kopf. Lassen Sie die Arme natürlich schwingen, ohne die Schultern hängen zu lassen. Stellen Sie die Füße fest auf den Boden, und schlagen Sie nicht die Beine übereinander! Das Kreuzen der Beine blockiert die Durchblutung der beiden großen Arterien unter den Knien, und der Blutstau in den Beinen stört die Durchblutung des ganzen Körpers bis hinauf zu den Augen. Ein bekannter Herzspezialist ist der Meinung, die meisten Herzanfälle ereigneten sich im Sitzen mit übereinandergeschlagenen Beinen.

Beim Stehen sollten die Beine ein wenig gespreizt sein, und das Gewicht sollte gleichmäßig auf beiden Füßen ruhen. Hängen Sie also nicht nach rechts oder links. Eine imaginäre Fallinie sollte senkrecht von der Schädelmitte über die Schulter- und Hüftmitte bis zum Mittelpunkt einer gedachten Linie zwischen den Knöcheln verlaufen. Die menschliche Wirbelsäule ist von Natur aus so gebogen, daß die Muskeln der Schwerkraft entgegenwirken und den Rücken aufrecht halten können. Wenn Sie Rückenprobleme haben, ist Ihre Haltung falsch.

Ein einfacher Spruch, der den Körper und die Augen fit erhält, lautet: *»Stehe groß, sitze groß und gehe groß.«*

Essen Sie nicht zuviel

Möchten Sie die gesündeste Gymnastikübung der Welt kennen? Stehen Sie vom Tisch auf, solange Sie noch ein wenig hungrig sind! Dieser Scherz ist völlig ernst gemeint.

Der Körper verbraucht eine gewaltige Menge Energie, um zu essen, zu verdauen, zu absorbieren, die Nährstoffe zu verteilen und die Abfallprodukte dieser Prozesse auszuscheiden. Unmittelbar nach einer Mahlzeit erreicht der Energieverbrauch seinen Höhepunkt.

Wenn Sie sich gleich nach dem Essen entspannen und ausruhen, kann der Körper sich auf seine Verdauungstätigkeit konzentrieren und sie auf natürliche Weise bewältigen. Nach einer leichten Mahlzeit sollten Sie dreißig Minuten lang ruhen, nach einer schwereren eine Stunde lang. Wenn Sie während dieser Zeit zusätzliche Anforderungen an das Herz, die Lungen, den Kreislauf und das Nervensystem stellen, und wenn es sich nur um Lesen handelt, leiden der Verdauungsprozeß und die Assimilation der Nährstoffe darunter – und Sie leiden mit.

Die meisten Menschen neigen dazu, falsch und zuviel zu essen, und oft eilen sie gleich nach einer Mahlzeit wieder an die Arbeit. Und dann wundern sie sich, wenn sie Verdauungsbeschwerden und Kopfweh bekommen.

Essen Sie einfache, nahrhafte Speisen in der Menge, die Sie benötigen – nicht mehr. Wenn Sie vom Tisch aufstehen, sollten Sie sich wohl, aber nicht völlig satt fühlen. Verzichten Sie also auf den letzten Bissen oder die letzte Portion. Wenn Sie sich voll und benommen fühlen, haben Sie zuviel gegessen. Nehmen Sie die größte Mahlzeit dann ein, wenn Sie sich nach dem Essen ausruhen oder, noch besser, ein Nickerchen machen können.

Und lassen Sie sich von übermäßig stimulierten oder satten Geschmacksknospen nicht dazu verleiten, zuviel gezuckerte oder gesalzene Speisen zu verzehren!

Werfen Sie den Salzstreuer weg

Erinnern Sie sich daran, was ich im vorigen Kapitel über unverdauliche und daher unverwertbare Mineralien gesagt habe? Nun, das gewöhnliche Tafelsalz ist in dieser Hinsicht der schlimmste Übeltäter. Pflanzen können Natriumchlorid – das ist der chemische Name für Salz – nicht verarbeiten. Ist der Boden zu salzig, wachsen keine Pflanzen darin.

Allem Gerede vom »Salz der Erde« (das sprichwörtliche »Salz der Erde« ist im Sinne des Sprichwortes kein Nahrungsmittel, sondern ein Mittel zur Haltbarmachung) zum Trotz ist Natriumchlorid kein natürlicher Nährstoff für den Menschen. Es war vielmehr der erste Konservierungsstoff, den der Mensch entdeckte, und er verwendet es schon seit so langer Zeit, daß daraus eine Gewohnheit geworden ist – und zwar eine schlechte.

Salz ist ein anorganischer Mineralstoff. Der menschliche Körper kann es nicht verdauen, assimilieren oder verwerten. Wenn wir es nicht in zu großen Mengen konsumieren, scheiden die Nieren es aus. Was die Nieren nicht bewältigen können, wird in Körperflüssigkeiten gelöst und in weichen Geweben abgelagert, wo es nicht nur fehl am Platze ist, sondern den Zellen schadet. Übergewicht ist oft auf Wasseransammlungen im Gewebe zurückzuführen. Das Gewebe ist dann mit einer Salzlösung aufgeschwemmt. Wenn das Muskelgewebe bis zur Sättigungsgrenze gefüllt ist, speichern die Organe, auch die Augen, das Salzwasser. Wenn es das Herz verstopft, kann der Tod die Folge sein.

Verbannen Sie das Salz vom Tisch – Ihrer Gesundheit und Ihrem Leben zuliebe!

Und wenn Ihre an Salz gewöhnten Geschmacksknospen darauf bestehen, ersetzen Sie das Speisesalz durch Kräutersalz – ohne Natriumchlorid. Was in Deutschland als »Kräutersalz« verkauft wird, ist meistens gewöhnliches Kochsalz mit Zusatz von Kräutern oder Algenpulver.

Lerne, welch großen Nutzen mäßiges Essen mit sich bringt. Vor allen Dingen wirst du dich guter Gesundheit erfreuen. *Horaz (65-8 v. Chr.)*

Fasten befreit den Körper von Giftstoffen

Selbst wenn Sie sich völlig ausgewogen und gesund ernähren, sammeln sich Giftstoffe im Körper an. Wenn Sie sich längere Zeit falsch ernährt haben, machen sich diese Ansammlungen durch schmerzende und schlechte Augen, steife und schmerzende Gelenke und zahlreiche andere Beschwerden bemerkbar.

Die Natur hat ihre eigene Methode, diese Giftstoffe hinauszuspülen und die Selbstheilung zu ermöglichen. Alle Tiere wenden diese natürliche Methode instinktiv an. Es ist die älteste Therapie, die in den Annalen der Menschheit verzeichnet ist: das Fasten.

Das Fasten verschafft dem Körper eine physiologische Ruhepause und setzt seine Energie oder Lebenskraft frei, so daß er sich gründlich reinigen kann. Giftstoffe und Schlacken, die sich über Jahre hinweg angesammelt haben, werden ausgeschieden. Ablagerungen von Chemikalien und anderen fremden Substanzen werden beseitigt.

Ich faste jede Woche an einem Tag. Vom Abendessen am Freitag bis zu Abendessen am Sonnabend nehme ich nur destilliertes Wasser zu mir. Und dabei fühle ich mich so energiegeladen! Mehrere Male im Jahr mache ich eine längere Fastenkur; sie dauert 7 bis 21 Tage. Mein Körper fühlt sich danach wie neugeboren. Mein Sehvermögen und alle anderen Sinne sind schärfer. Mein Geist ist klar und ruhig.

Sie können ohne Bedenken auf eigene Faust 24 Stunden lang fasten. Wählen Sie dafür einen Tag, an dem Sie sich ungestört entspannen können. Trinken Sie während des Fastens nur destilliertes Wasser. Wenn Sie möchten, können Sie es mit ein wenig frischem Zitronensaft und Honig – jeweils ein Teelöffel pro Glas – schmackhafter machen. Tun Sie nur, wonach Ihnen ist. Überlassen Sie die Führung der Natur. Wenn Sie Lust auf Bewegung haben, bewegen Sie sich. Wenn Sie jedoch lieber ruhen und schlafen – um so besser. Machen Sie sich während des Fastens keine Gedanken über den Stuhlgang. Vielleicht benötigt auch der Dickdarm eine Ruhepause.

Beenden Sie den Fastentag mit einem gemischten Rohkostsalat mit geriebenen Karotten und geriebenem Kohl als Grundlage. Danach können Sie gedünstetes Gemüse essen, zum Beispiel Tomaten, Spinat, Grünkohl, Mangold, Kürbis, Sellerie oder grüne Bohnen. Brechen Sie das Fasten nie mit tierischen Nahrungsmitteln (dazu zählen auch Milchprodukte), Nüssen oder Samen. Warten Sie bis zur zweiten Mahlzeit, bevor Sie zu Ihrer gewohnten Kost zurückkehren.

Wenn Sie die Probe aufs Exempel machen und jede Woche 24 Stunden lang hintereinander fasten, werden Sie überrascht sein, wie sehr sich

Ihr allgemeiner Gesundheitszustand und Ihr Sehvermögen bessern.

Längere Fastenkuren sollten Sie nur unter fachkundiger Aufsicht machen. Lesen Sie dazu »Wunder des Fastens« von *Dr. Paul C. Bragg,* meinem Vater. Dort finden Sie alles Wissenswerte über diese wunderbare Methode, sich selbst mit neuer Energie zu erfüllen.

Ein Wort zum Wasser

Ich hoffe, es ist Ihnen aufgefallen, daß Sie während Ihrer eintägigen Fastenkur nur destilliertes Wasser trinken sollen.

Im Grunde sollten Sie überhaupt kein anderes Wasser als gereinigtes Wasser trinken! Wasser kann man durch Destillation oder Umkehrosmose reinigen. Natürliche Fruchtsäfte sind von der Natur destilliert worden.

Ein Buch, das Ihnen die Augen öffnet und Ihnen das Leben retten kann, ist »Wasser, das größte Gesundheitsgeheimnis« von meinem Vater und mir.

* Über Wasserreinigungsverfahren erhalten Sie auf Anfrage Informationen vom Fit-fürs-Leben-Informationsdienst, Postfach 1261, 27718 Ritterhude.

Jeder Mensch ist der Baumeister eines Tempels, den er als seinen Körper bezeichnet. Wir alle sind Bildhauer und Maler, und unser Material ist unser eigenes Fleisch und Blut. Edle Gesinnung beginnt die Züge eines Menschen sogleich zu verfeinern, Gemeinheit oder Sinnlichkeit sie zu verrohen.

Henry David Thoreau

Kapitel 9

Der psychosomatische Kreislauf

Die Augen sind in der Tat der »Spiegel der Seele«. Sie benötigen zum Sehen derart viel Energie und stehen in so enger Verbindung mit dem Gehirn, daß die Augen und der Geist zwangsläufig aufeinander einwirken. Diese psychosomatische Wechselwirkung verläuft in beiden Richtungen.

Augen und Emotionen

Warum sind Tränen ein Symbol des Kummers? Starke Gefühle beeinflussen über das Nervensystem den ganzen Körper, besonders aber die Augen. Ein Schock kann anfangs so schwer sein, daß es zu einem »Kurzschluß« oder einer teilweisen Lähmung kommt. Beim »tränenlosen Kummer« sind die Augen starr und in die Ferne gerichtet, und oft sehen sie nichts. Die Trockenheit ruft ein Brennen hervor, das die Tränendrüsen stimuliert. Dann fließen die »befreienden Tränen«, die nicht nur die Augen, sondern das ganze Nervensystem beruhigen. Wenn wir uns »ausgeweint« haben, fühlen wir uns erschöpft. Doch dieser

Zustand ist nicht die Folge des Weinens; er tritt ein, weil die schwere emotionale und seelische Belastung, die ebenso wie die Augenbeschwerden von den Tränen gelindert wurde, unsere Energie verbraucht hat. Jetzt entspannt sich der ganze Körper und verschafft sich selbst die Ruhe, die er benötigt, um neue Kraft zu sammeln. So vollendet sich der natürliche psychosomatische Kreislauf.

Es ist immer besser, diesem Zyklus bis zur Vollendung freien Lauf zu lassen. Das heißt jedoch nicht, daß Sie wutentbrannt um sich schlagen und andere verletzen oder Sachen zerstören sollen. Dieses primitive Verhalten diente dem Überleben der Höhlenmenschen; aber unter zivilisierten Menschen hat es die gegenteilige Wirkung – es führt zu Geldstrafen oder Gefängnis. Wut ist eine aggressive Emotion, und ihre Wirkung auf den menschlichen biologischen Computer ist seit Äonen vorprogrammiert: Die Nebennieren geben Adrenalin ans Blut ab, um uns kampfbereit zu machen. Dieses Adrenalin müssen wir erst verbrauchen, bevor wir uns beruhigen können. Aber das ist kein Grund, aggressiv zu werden. Wenn Sie »rot sehen vor Zorn« und selbst wenn Sie etwas weniger wütend sind, sollten Sie daran denken, daß die zeitweilige Trübung des Sehvermögens auf eine ähnliche Geistestrübung hindeutet. Reißen Sie sich also zusammen, und Augen und Gehirn werden wieder klar. Verschaffen Sie sich sofort intensive körperliche Bewegung, um das überflüssige Adrenalin zu verbrauchen. Machen Sie einen langen Spaziergang oder Gymnastik, mähen Sie den Rasen ... bis Sie sich müde fühlen. Ruhen Sie sich dann aus, entspannen Sie sich, und warten Sie, bis die Natur Ihre Kraft wieder aufgefüllt hat. Dieser natürliche psychosomatische Kreislauf vollendet sich selbst – und die körperliche Bewegung tut Ihnen ohnehin gut.

Bringen Sie sich bei, die Energie zerstörerischer Emotionen – z. B. Wut, Eifersucht, Neid, Gier oder Furcht – in konstruktive Kanäle zu lenken. Die Augen können Ihnen immer einen Hinweis geben. Schauen Sie in den Spiegel. Können Sie Ihrem Blick vergnügt begegnen?

Fördern Sie gesunde Emotionen. Lassen Sie die Augen »leuchten vor Freude«, »vor Liebe glühen«, »strahlen vor Glück« und »vor Gesundheit funkeln«. Wenn Sie sich wohl fühlen, schauen Sie in den Spiegel und achten Sie auf den Ausdruck Ihrer Augen. Ein andermal, wenn Sie deprimiert sind, stellen Sie sich wieder vor den Spiegel und bringen bewußt den »Ausdruck des Wohlgefühls« in die Augen zurück. Sie werden sich sofort besser fühlen – denn der Kreislauf funktioniert in beiden Richtungen!

Überanstrengte Seele – überanstrengte Augen

Seelische Belastungen führen auf zwei Wegen zu Augenbeschwerden: durch die Verspannung in den Nerven und Muskeln der Augen und durch eine Störung im Sehzentrum des Gehirns. Sorgen können zum Beispiel Symptome des Astigmatismus hervorrufen. Wie ich im vorigen Kapitel erwähnt habe, ist zügiges Gehen eine gute Methode, um die Auswirkungen von Streß auf die Augen und die Seele zu mildern oder abzubauen.

Wenn die Augen offensichtlich müde sind, kann Langeweile die Ursache sein. Das gilt vor allem bei Kindern, die sich meist nicht lange konzentrieren können. Wenn man ein Kind zu lange mit einem Thema beschäftigt, wird es oft schläfrig, oder es klagt über Augenschmerzen. Wenn man aber das Thema wechselt und sein Interesse mit etwas Neuem weckt, wird das Kind sofort hellwach und seine Augen sind nicht länger müde. Ähnliches gilt auch für Erwachsene. Wenn wir uns bei der Arbeit langweilen, kann es sein, daß uns die Augen zufallen oder daß wir Kopfschmerzen bekommen. Aber sobald wir etwas tun, woran wir ein echtes Interesse haben, werden wir wach.

Entspannung ist natürlich der Schlüssel zum Streßabbau. Seelische Entspannung, zum Beispiel erwachendes Interesse oder eine veränderte Einstellung, lindert Augenschmerzen, die auf Streß zurückgehen. Selbst wenn der Geist sich nicht entspannen will, lindert die Entspannung der Augen oft die seelische Belastung. Die Entspannungsübung für das Gesicht, die mit der Zunge beginnt (siehe Kapitel 5), ist sehr wirksam, und Sie können sie leicht und unauffällig machen. Dasselbe gilt für das »Kuchenschneiden«, das im Kapitel 6 beschrieben ist. Wenn Sie genug Platz haben, um zu stehen und sich zu bücken, können Sie mit der »Blutwäsche« (siehe Kapitel 4) die Augen und den Geist erquicken.

Wirkung der Farben

Seitdem man sich der psychosomatischen Wirkung der Farben bewußt ist, haben sich Wohnungen, Wohnhäuser, Krankenhäuser und psychiatrische Kliniken sehr verändert. Geschäftsleute haben herausgefunden, daß nicht nur sie, sondern auch ihre Mitarbeiter in einer harmonischen Umgebung mehr leisten. Hausfrauen und Innenarchitekten haben gelernt, Wandfarben und Möbel nicht nur nach ihrer dekorativen, sondern auch nach ihrer psychologischen Wirkung auszuwählen.

Und alles beginnt mit den Augen! Die verschiedenen Wellenlängen der einzelnen Farben stimulieren die Nervenzellen der Retina in unterschiedlichem Ausmaß, und diese Signale werden ans Gehirn weitergeleitet. In der Regel wirken Grün- und Blautöne entspannend und kühlend. Orange und Gelb sind fröhlich und warm. Rot ist aufregend und heiß. Gelegentlich ist eine Farbe in einer bestimmten Umgebung hilfreich, in einer anderen aber schädlich. Gelb macht beispielsweise einen Raum, der nach Norden geht, angenehmer und wärmer. Andererseits hat man festgestellt, daß es Luft- und Seereisende unruhig macht. Manchmal verändert eine psychische Assoziation die Wirkung einer Farbe auf den Menschen. Dunkle Gegenstände erscheinen gewöhnlich schwerer und kleiner als helle; doch wenn sie sich unter andersfarbigen Objekten befinden, kann dieser Effekt sich ändern. Die Wellenlänge des Lichts, das ins Auge dringt und vom Gehirn gedeutet wird, erzeugt nicht nur Bilder, sondern hat auch eine anregende oder beruhigende Wirkung auf das ganze Nervensystem.

Um Augenprobleme und seelische Belastung auf ein Minimum zu beschränken, sollten Sie in einer Umgebung leben und arbeiten, deren Farben Ihnen ein Gefühl der Harmonie und des Wohlbefindens vermitteln. Wenn Sie »ohne Grund« chronisch gereizt und nervös sind, prüfen Sie die Farben, mit denen Sie leben – vielleicht brauchen Sie nichts weiter als andere Wandfarben oder andere Vorhänge, zum Beispiel bedruckte Stoffe anstelle einer einheitlichen Farbe oder umgekehrt. Vielleicht sollten Sie die Farben in Ihrer Wohnung anders kombinieren. Testen Sie die Farben, indem Sie die Reaktion der Augen und der Psyche beobachten – fühlen Sie sich angespannt oder entspannt? Wählen Sie Farben, die den Augen gefallen und der Seele Frieden bringen.

Ein entspannender Hochgenuß

Wenn Sie am Nachmittag oder vor dem Abendessen Zeit haben, sollten Sie den Augen, der Seele und dem Körper folgenden erholsamen Genuß gönnen: Bereiten Sie eine Kanne Kräuter- oder Gemüsetee, und trinken Sie schluckweise eine oder zwei Tassen. Legen Sie sich dann mit kalten Umschlägen auf den geschlossenen Augen eine halbe Stunde lang hin.

Lassen Sie die Kompressen liegen, während Sie sich ausruhen, und genießen Sie die Kühle. Der Tee beruhigt auch den Magen, und Sie empfinden tiefen Frieden. Entspannen Sie sich, und stellen Sie sich vor, daß Sie auf einem Zauberteppich über eine tropische Insel fliegen. Vergessen Sie alles außer diesem wundervollen Erlebnis. Sie spüren, daß die Augen erfrischt und Körper und Seele ausgeruht sind. Während Sie auf dem Zauberteppich dahintreiben, streuen Sie gute Gedanken auf die Welt.

Gedanken ersetzen

Gedanken bilden ebenso Verhaltensmuster heran wie Taten. Wenn Sie immer wieder negative Gedanken hegen, die Streß und Anspannung erzeugen, fällt es Ihnen immer schwerer, sich zu entspannen, und Sie können sich sogar selbst krank machen.

Lernen Sie die Kunst des Gedankenersetzens, lernen Sie, Ihren Denkapparat so »umzuprogrammieren«, daß er positive, gesunde Ideen hervorbringt. Sie können nicht zwei Gedanken gleichzeitig denken. Also können Sie streßauslösende Gedanken der Gier, der Sorge, der Angst oder des Grolls kraft Ihres Willens hinauswerfen und sie durch angenehme Erinnerungen, freudige Erwartung, Selbstvertrauen und Freundlichkeit ersetzen – Gedanken, die Streß abbauen und positive Energie erzeugen.

Wenn Sie sich bei einem negativen Gedanken ertappen – zum Beispiel: *»Ich verliere mein Sehvermögen; so ist es nun mal im Alter«* –, ersetzen Sie ihn durch einen positiven Gedanken, beispielsweise: *»Das Alter hat überhaupt keinen Einfluß auf meine Augen. Alter ist nicht giftig.«*

»Gedankennahrung« ist für den Körper ebenso wichtig wie das Essen. Wählen Sie beide mit Bedacht aus; denn sie ernähren sich gegenseitig – die Psyche das Soma (Körper), das Soma die Psyche. Setzen Sie einen psychosomatischen Kreislauf in Gang, der Ihnen Gesundheit und klare Augen bringt!

Stärken Sie die Nervenkraft

Denken Sie daran, daß das Leben durch die Nerven fließt. Gesundheit, Stärke, Vitalität und

Ausdauer sind von der Nervenkraft abhängig. Sie gibt Ihnen die zusätzliche Energie, die Sie erfolgreich und das Leben faszinierend macht. Die Welt ist voll von Männern und Frauen, die das Gehirn haben, um sich auf den Gipfel zu schwingen – aber ihnen fehlt die erforderliche Nervenkraft, die sie antreiben könnte. Schönheit, Charme und Lebhaftigkeit stehen in unmittelbarem Zusammenhang mit der Nervenkraft, die uns eine strahlende Gesundheit schenken kann.

Die Nervenkraft und die körperliche Gesundheit hängen voneinander ab. Der Körper ist eine komplizierte Maschine, und die Nervenkraft ist ihr Treibstoff. Doch die Nervenkraft hängt ihrerseits davon ab, daß alle Teile des Körpers einwandfrei arbeiten. Bei Millionen von Menschen ist die Nervenkraft abnorm schwach, und infolgedessen leiden sie endlos an organischen Störungen, die ihr Leben verdüstern.

Sie können den tückischen Kreislauf der schlechten Gesundheit und der erschöpften Nervenkraft durchbrechen und ihn in einen Kreislauf der strahlenden Gesundheit und der gewaltigen Nervenkraft umwandeln.

Kapitel 10

Auch die Augen kann man »liften«

Mir werden so viele Fragen zum operativen »Liften« der Augen gestellt, daß ich ein kurzes Kapitel über dieses Thema einfüge.

Das Straffen der Augengegend ist nicht nur eine kosmetische Maßnahme, die der Verschönerung dient, sondern es ist oft notwendig, um das Sehvermögen zu verbessern.

»Schwere Lider« können beispielsweise so weit über die Augen hängen, daß sie die Sicht behindern. Um besser zu sehen, neigt der Betroffene dazu, den Kopf zurückzuwerfen, und bringt dadurch den ganzen Körper aus dem natürlichen Gleichgewicht. Diese fehlerhafte Haltung schadet nicht nur dem Aussehen, sondern auch der Gesundheit.

Dicke, fast geschlossene Augenlider haben eine andere, aber ebenso gefährliche Folge. Die Opfer neigen den Kopf und die Schultern nach vorn, um durch die zu schmale Öffnung blicken zu können. Diese gebeugte Haltung drückt die Lungen und das Herz zusammen und stört das Gleichgewicht des gesamten Körpers.

Besseres Sehvermögen und bessere Gesundheit

Wenn Menschen mit schweren oder fast geschlossenen Lidern sich einem chirurgischen Eingriff unterziehen, bessert sich hinterher nicht nur ihr Sehvermögen, sondern auch ihre Gesundheit. Sobald die Augen wieder normal arbeiten, finden Kopf und Schultern in ihre natürliche Position zurück, und die wiedergewonnene richtige Haltung fördert die natürliche, gesunde Funktion des Herzens, der Lungen und der anderen Organe sowie der Muskeln, Knochen und Nerven.

Es gibt noch andere Gründe für eine Operation im Augenbereich, zum Beispiel Mißbildungen, Verletzungen, abnorme Trübung und Schwellungen, die nicht auf eine spezielle Kost und Augenübungen ansprechen.

Und wie steht es mit den Augen, die Anzeichen des »Alterns« erkennen lassen – Falten und Linien, Säcke unter den Augen, Fettpolster, die die Augenlider schwer machen? Auch in diesen Fällen nützt die Operation dem Sehvermögen, der Gesundheit und dem Aussehen.

Besseres Aussehen – bessere Moral

Das bessere Aussehen nach einer gelungenen Schönheitsoperation gibt der Moral einen starken

Auftrieb. Körper und Geist profitieren von dieser psychologischen Wirkung wie von einem Stärkungsmittel. Wenn Sie besser aussehen, fühlen Sie sich besser. Wenn Sie jugendliche Augen im Spiegel sehen, fühlen Sie sich wohl, und Sie sind daran interessiert, den ganzen Körper so zu verjüngen wie die Augen.

Bei vielen Hollywoodstars, die unsere Seminare besuchten, hat die kosmetische Chirurgie erstaunliche Wirkungen gezeitigt. Manche sehen nach der Operation zehn bis fünfundzwanzig Jahre jünger aus.

Natürlich ist jugendliches Aussehen das Kapital des Schauspielers. Aber heutzutage ist eine Schönheitsoperation für fast jeden erschwinglich – wie so vieles andere, was dem Ruhm dient und ursprünglich den Bühnen- und Leinwandhelden vorbehalten war.

Für Männer und Frauen jedes Alters

Spitzenmanager, führende Persönlichkeiten der Gesellschaft, Männer und Frauen des öffentlichen Lebens ... immer mehr Menschen finden die operative Straffung der Augenpartie in vieler Hinsicht nützlich – sie verbessert das Sehvermögen, die Gesundheit und das Aussehen, und sie schenkt ihnen eine gesündere, zuversichtlichere Einstellung zum Leben.

Männer und Frauen aller Altersstufen – Zwanzigjährige ebenso wie Achtzigjährige – fragen mich in dieser Sache um Rat. Manche haben auffällige körperliche Fehler, die beseitigt werden müssen. Bei anderen ist das Bedürfnis nach dem »Liften« eher seelischer Natur und eine Folge ihrer Unzufriedenheit mit ihrem Erscheinungsbild.

Mein erster Rat lautet: Gehen Sie zu einem qualifizierten Augenarzt. Wenn er zustimmt, ist der nächste Schritt ein Besuch beim kosmetischen Chirurgen.

So läuft die Operation ab

Wenn ein geschickter Chirurg die Operation vornimmt, ist sie einfach und so gut wie schmerzlos. Jeder Einzelfall liegt anders; aber im wesentlichen ist der Verlauf gleich.

Die Operation wird in einer Klinik oder im Operationsraum eines Chirurgen durchgeführt. Ob eine lokale oder allgemeine Anästhesie – manchmal auch beides – vorgenommen wird, hängt vom Patienten und vom Umfang der Operation ab. In der Regel werden vor dem Eingriff die Schnittstellen markiert.

Der erste Schnitt erfolgt meist in der Falte des oberen Augenlides, wo die Naht praktisch unsichtbar ist. Überflüssige Haut und unnötiges

Fett werden entfernt; dann wird die Schnittstelle mit sehr dünnen Fäden geschlossen.

Der zweite Schnitt wird gewöhnlich knapp unterhalb des unteren Augenlides vorgenommen. »Säcke« aus Haut und Fett werden entfernt; dann vernäht der Chirurg die Schnittstelle mit der gleichen Sorgfalt.

Falls erforderlich, schließt sich noch ein dritter Schnitt vom Augenwinkel über die Schläfe zum Haaransatz an, um Krähenfüße und Fettpolster zu entfernen. Auch diese Schnittstelle wird mit einer winzigen Naht so sorgfältig geschlossen, daß sie nach dem Abheilen kaum zu sehen ist und sich mit Make-up leicht abdecken läßt.

Die »Mini-Gesichtsstraffung«

Diese einfache Operation nenne ich »Mini-Gesichtsstraffung«, weil sie nicht nur den Augen ein jüngeres Aussehen gibt, sondern auch schlaffe Wangen strafft.

Wenn Sie im voraus wissen möchten, was dieser Eingriff für Sie tun kann, stellen Sie sich vor einen Spiegel und legen Sie drei Finger beider Hände flach an die Schläfen. Ziehen Sie die Haut über den Augen sanft und langsam nach oben. Sie werden vielleicht erstaunt darüber sein, wie sehr sich Ihr Aussehen verändert!

Ein Babykinn für Sie!

Wenn Sie den Augenbereich straffen lassen, können Sie gleichzeitig ein schlaffes Kinn »liften« lassen. Diese Operation verbessert das Erscheinungsbild erheblich.

Der Chirurg macht einen fünf bis acht Zentimeter langen Schnitt unter dem Kinn und entfernt überflüssiges Haut- und Fettgewebe. Die Wunde wird mit winzigen Stichen genäht, so daß nach der Heilung kaum eine Spur zurückbleibt. Die Narbe ist unter dem Kinn gut verborgen, und Sie können sie mit Make-up leicht abdecken. Das neue Kinn gibt Ihnen ein jugendliches Profil.

Ein Wort zur Krankenversicherung

Die Straffung der Haut im Bereich der Augen ist im Vergleich zu anderen kosmetischen Operationen zwar recht billig; aber sie kann dennoch ein Loch in Ihrem Geldbeutel zurücklassen.

Darum rate ich Ihnen, vorher einen Augenarzt zu konsultieren. Wenn die Operation nämlich in erster Linie zur Verbesserung des Sehvermögens und der Gesundheit vorgenommen wird, muß die Krankenkasse sie in der Regel bezahlen. Allerdings wird sie oft verlangen, daß der Eingriff in einer Klinik erfolgt. In der Praxis eines Chirurgen sollten Sie sich daher nur nach vorheriger Rücksprache mit der Krankenkasse operieren lassen. Eine solche Rücksprache ist ohnehin vor jeder kosmetischen Operation ratsam. Denn die Krankenkasse ist unter Umständen zur Übernahme der Kosten verpflichtet, wenn Sie unter einem Makel so sehr leiden, daß dadurch Ihre Gesundheit beeinträchtigt wird – auch in diesen Fällen kann der Eingriff medizinisch notwendig sein!

Vorbereitung auf die Operation und die Nachsorge

Um die Heilung zu fördern, sollten Sie vor dem Eingriff mehrere Wochen lang zusätzlich natürliches Vitamin A, C, E und K sowie organische Mineralzusätze aus Knochenmehl oder organischen Mineralien (Kalzium, Zink, Mangan, Magnesium) einehmen. Fahren Sie nach der Operation eine Zeitlang damit fort.

Meist wird der Verband einen Tag nach der Operation abgenommen, und die Nähte werden einige Tage später entfernt. Natürlich sind die Augen zunächst verschwollen und verfärbt; doch die Vitamin- und Mineralzusätze fördern die rasche Heilung der Gewebe. Vitamin E sollten Sie auch äußerlich anwenden. Öffnen Sie eine Vitamin-E-Kapsel (d-alpha-Tocopherol) und tupfen Sie das Öl sehr sanft auf die Operationsnarbe.

Ihr Arzt wird Ihnen Anweisungen für die Nachsorge geben. Befolgen Sie sie. Während der Genesung sind Absonderungen aus den Tränendrüsen nicht selten. Sie lassen sich mit kühlen Hamamelisumschlägen mildern.

Wenn die Narbe juckt, reiben Sie sich nicht die Augen! Machen Sie Umschläge, oder tragen Sie eine Lotion gegen Juckreiz auf.

Meiden Sie helles Sonnenlicht! Nach einer Straffung der Augenpartie sollten Sie die Augen keinem direkten Sonnenlicht aussetzen, es sei denn am frühen Morgen oder am Spätnachmittag. Tragen Sie ansonsten eine dunkle Brille oder einen breitkrempigen Hut.

Innerhalb von zehn bis vierzehn Tagen nach der Operation verschwinden die Schwellungen und Verfärbungen zum größten Teil. Dann sind gewöhnlich auch Kontaktlinsen wieder erlaubt. Eine Brille darf der Patient in den meisten Fällen schon nach der Entfernung des Verbandes tragen.

Befolgen Sie die Regeln für ein gesundes Leben, die ich in diesem Buch beschrieben habe – nicht nur, um die Genesung zu beschleunigen, sondern auch, damit Sie den Erfolg der Operation viele Jahre lang genießen können. Und wenn die Augen geheilt sind und ihre volle Stärke wiedergewonnen haben – das dauert gewöhnlich ein paar Monate –, können Sie ihre Gesundheit und Stärke erhalten, indem Sie das Programm für natürliche Gesundheit der Augen befolgen.

Kapitel 11

Das 90-Tage-Programm

Ich möchte betonen, daß jeder Mensch in jedem Alter die Möglichkeit hat, sein Sehvermögen zu verbessern. Jugend und Kraft können unabhängig von Ihren Kalenderjahren aus Ihren Augen strahlen. Fangen Sie sofort mit diesem Gesundheitsprogramm für die Augen an! Schieben Sie es nicht auf ... tun Sie es jetzt!

Beginnen Sie heute noch damit, für Ihre Augen zu sorgen. Es liegt an Ihnen. Fangen Sie jetzt an, ernsthaft zu arbeiten und aus alten Augen neue zu machen. Dies ist ein natürliches Programm für die Augen; es stützt sich auf die Kräfte der Natur. Es ist der sicherste Weg, gesunde, jugendliche Augen zu bekommen und zu behalten.

Das dauert allerdings seine Zeit, wenn Sie Ihre Augen durch falsche Ernährung und mangelndes Training mißbraucht haben. Seien Sie geduldig mit der Natur. Sie haben lange gebraucht, um Ihre Augen zu schädigen; jetzt benötigen Sie Zeit für den Neuaufbau. Die Natur läßt Sie nicht im Stich! Vertrauen Sie auf die wunderwirkende Kraft der Natur, und Sie werden die Früchte Ihrer Mühe bald sehen und spüren. Sie werden erstaunt sein über das neue Gefühl der Kraft und der Jugend in Ihren Augen.

Machen Sie einen 90-Tage-Test mit diesem Programm. Finden Sie heraus, was Sie selbst für Ihre Augen tun können. Lassen Sie uns damit beginnen, Ihr Sehvermögen zu verbessern!

30 Minuten am Tag für eine bessere Sehkraft

Jeder Tag hat 24 Stunden. Bestimmt können Sie 30 Minuten davon opfern, um Ihre Augen gesund, glänzend und jung zu erhalten. Noch besser ist es, wenn Sie weitere 15 bis 30 Minuten am Tag hinzufügen. Dann haben Sie mehr Zeit für das Sonnenbaden und das Palmieren (Abdecken mit der Hand), für kurze Entspannungs- und Erfrischungsübungen bei der Arbeit oder beim Lesen, für eine Ruhepause vor dem Abendessen und für das entspannende Bären-Schwingen vor dem Zubettgehen.

Das spezielle Fitneßprogramm für die Augen finden Sie in den Kapiteln 4, 5 und 6. Es ist wichtig, jeden Morgen wenigstens dreißig Minuten wie folgt einzuteilen: Übungen für die Durchblutung und Sauerstoffanreicherung (10–11 Minuten), Sonnenbad (mindestens 2 Minuten), Palmieren (mindestens 8 Minuten) und Augenmuskelübungen (9–10 Minuten). Wenn die Augen stärker geworden sind, verlängern Sie das Sonnenbad auf mindestens 5 Minuten und das Palmieren auf 15 Minuten.

Stehen Sie jeden Morgen so früh auf, daß Sie Ihre Fitneßübungen für die Augen genießen können, ohne unter Zeitdruck zu stehen. Es sollte ein entspannendes, stärkendes Erlebnis nicht nur für die Augen, sondern auch für Körper und Geist sein. Wenn Sie dem Programm treu bleiben, werden Sie den Tag bald mit klareren Augen und klarerem Geist, mit besserem Sehvermögen, größerer Energie und körperlichem Stehvermögen beginnen.

Erquicken Sie Augen, Körper und Geist während des Tages hin und wieder mit den kurzen Entspannungs- und Erfrischungsübungen, die ich im Kapitel 4 vorgestellt habe. Beleben Sie die Augen vor dem Abendessen mit der Heiß- und Kaltwasserbehandlung oder entspannen Sie die Augen und den Körper, indem Sie eine Tasse heißen Kräutertee trinken und sich danach mit kühlen Umschlägen auf den Augen hinlegen. Vor dem Einschlafen bereiten Sie sich auf einen erholsamen Schlaf vor, wie im Kapitel 5 beschrieben.

Wenn Sie Ihre Augen lieben, ernähren Sie sie

Prägen Sie sich diese Worte gut ein: Sie müssen lebendige Nahrung essen. Sie müssen tote, vitaminlose und mineralstofflose Speisen meiden. Alkohol, Kaffee, Tee, Fabrikzucker, Weißmehl und andere tote Nahrungsmittel rauben den Augen Kraft und Vitalität.

Ernähren Sie die Augen mit natürlicher Nahrung, damit Ihr Sehvermögen stark wird und bleibt. Befolgen Sie die Anleitung genau, die ich Ihnen im Kapitel 7 gegeben habe.

Schützen Sie Ihr Sehvermögen, solange Sie jung sind, und stellen Sie es wieder her, wenn Sie die Augen jahrelang vernachlässigt haben.

Ich kenne Männer und Frauen, die achtzig, neunzig oder gar hundert Jahre alt sind und scharfe, leuchtende Augen wie ein junger Adler haben. Sie haben biologisch junge Augen, weil sie gut für sie sorgen und weil ihre Kost alle Vitamine und Mineralien enthält, die Voraussetzung für gutes Sehvermögen sind.

Körperliche Bewegung

Ein weiterer Schritt ist, daß diese Menschen nicht nur auf ihre Ernährung achten, sondern auch darauf, daß die Augenmuskeln und die Muskeln des übrigen Körpers nicht schlaff und schlapp werden. Sie machen jeden Tag Übungen einschließlich der Übungen für die Augenmuskeln, und sie sorgen dafür, daß die Augen optimal durchblutet werden.

Vergleichen Sie den Schlittschuhläufer, der sich immer noch leicht und anmutig bewegt, wenn er sich seinen Siebzigerjahren nähert, mit dem schlaffen, übergewichtigen, außer Form geratenen Geschäftsmann, der sich kaum über einen Golfplatz mit neun Löchern schleppen kann.

Ich hatte das Vergüngen, die berühmte Tänzerin *Ruth St. Dennis* zu kennen. Im Alter von achtzig Jahren gab sie eine Vorstellung, die Tausende von Menschen begeisterte. Sie bewegte sich mit der Grazie eines zwanzigjährigen Mädchens. Achtzig Lebensjahre hatten *Ruth St. Dennis* nichts anhaben können, weil sie wußte, wie sie ihren Körper jung erhalten konnte.

Das Alter muß keine Last sein

Verbannen Sie negative Gedanken über das »Alter« ein für allemal aus dem Kopf. Von nun an leben Sie nicht mehr nach Kalenderjahren, sondern nach biologischen Jahren. Von heute an haben die Jahre keinen Einfluß mehr auf Ihre Augen. Wenn Sie den Körper richtig pflegen und wenn Sie stets die richtige Einstellung haben, dürfen Sie die Früchte Ihrer Bemühungen ernten und länger leben. Fast alles, was Kinder tun können, gelingt Erwachsenen noch besser! Sie sind stärker motiviert, vor allem wenn es um das Sehvermögen geht; denn sie wissen genau, was es bedeutet, keine gesunden Augen mehr zu haben.

Nehmen wir das Schielen als Beispiel. Viele Erwachsene glauben, dieser Fehler lasse sich nur in der Jugend beseitigen oder gar nicht. In Wirklichkeit lernen Erwachsene, die spezielle Augenübungen machen, meist schneller als Kinder, die Augen zu normalisieren. Das gleiche gilt für Erwachsene mit einem »schwachen Auge«, das jahrelang vernachlässigt wurde. In allen Fällen, wo sie gezwungen sind, dieses Auge zu kräftigen, machen sie erstaunliche Fortschritte. Fragen Sie Ihren Augenarzt!

Vergessen Sie nicht, daß Erziehung und Ausbildung keine Vorbereitung aufs Leben, sondern das Leben selbst sind. Ich erinnere mich gut an die Geschichte von Präsident *Franklin D. Roosevelt* und dem obersten Bundesrichter *Oliver Wendell Holmes.* Eines Tages besuchte *Roosevelt* den Juristen unangekündigt in seinem Haus und traf den 96jährigen beim Lesen einer Enzyklopädie an. Der Präsident fragte ihn, warum er dieses Buch lese, und *Holmes* antwortete: *»Ich möchte mich weiterbilden.«*

Es ist erstaunlich, wieviele ältere Menschen sich nach dem Ausscheiden aus dem Arbeitsleben durch Lesen weiterbilden wollen. Erwachsene wissen, was Wissen und Weisheit wert sind. Wir brauchen starke Augen, damit wir sehen, was in der Welt vorgeht, und damit wir zu unserer Freude die vielen großartigen Bücher lesen und daraus lernen können.

Denken Sie daran, daß in der Natur nichts gleich bleibt. Wenn Sie versuchen, genau der Mensch zu bleiben, der Sie gestern waren, verlieren Sie an Boden. Es gibt nur einen Weg, mit der Zeit Schritt zu halten – indem Sie in die Offensive gehen und sich entschließen, sich jeden Tag körperlich und geistig weiterzuentwickeln. Ihre Augen sind kein Fertigprodukt, nur weil Sie erwachsen sind.

Die Augen sind flexibel und dynamisch; sie verändern sich ständig. Ein Teil ihrer Zukunft gehört der Vergangenheit. Aber Sie dürfen nicht vergessen, daß ein großer Teil ihrer Zukunft von Ihnen abhängt.

Vergessen Sie also den Kalender, und leben Sie nach biologischen Jahren. Essen Sie SonnenKost, d. h. lebendige Nahrung mit hoher Schwingungsfrequenz, und halten Sie sich an dieses Fitneßprogramm für Ihre Augen. Lassen Sie sich von nichts aufhalten!

Gewöhnen Sie sich eine positive Einstellung an

Beginnen Sie dieses Programm für natürliche Gesundheit der Augen in dem Bewußtsein, daß Mutter Natur auf Ihrer Seite ist und daß die Augen und der übrige Körper sich selbst instandsetzen und heilen. Beginnen Sie jeden Tag mit Begeisterung und Schwung!

Dieses Programm gibt Ihnen, was Sie darin investieren. Sagen Sie einfach: *»Ich will dieses Programm mindestens neunzig Tage lang ausprobieren; denn ich weiß, daß es mir hilft.«*

Sagen Sie von nun an jeden Tag *»Ich will«*, und vertrauen Sie darauf, daß die Natur Ihnen hilft. In Ihrem Körper wohnt eine ungeheure Heilkraft. Danken Sie Gott dafür, daß Sie eine wunderbare, natürliche Methode zur Verbesserung des Sehvermögens kennenlernen durften.

Sie sind für Ihre Gesundheit verantwortlich, auch für den Zustand Ihrer Augen. Die Augen können sich nicht unbegrenzt lange um sich selbst kümmern, wenn Sie sie vernachlässigen und mißbrauchen. Es ist Ihre Pflicht und Ihr Privileg, dafür zu sorgen, daß Ihre Augen vor Leben und Gesundheit strahlen.

Vom heutigen Tag an wissen Sie, wie Sie mit Ihren Augen umgehen sollen. Fangen Sie heute an, Ihre Sehkraft zu verbessern. Aber denken Sie daran, daß Sie Selbstdisziplin und Entschlossenheit benötigen, um Herr über Ihre Augen und Ihren Körper zu werden.

Das ist Ihre Aufgabe! Seien Sie gut zu Ihren Augen, und sie werden Ihnen ein Leben lang treu dienen, Tag und Nacht, in der Dunkelheit und im strahlenden Licht. Ihre Augen sind imstande, sich selbst an jede Umweltbedingung anzupassen –

doch wenn Sie sie vernachlässigen, dürfen Sie keine Vollkommenheit von ihnen erwarten. Sie sind auf Verständnis und Fürsorge angewiesen.

Wenn die Augen ihre natürliche Stärke verlieren, dann deshalb, weil Sie nicht gewußt haben, wie Sie diese Entwicklung verhindern können. Aber Unwissenheit ist keine Entschuldigung, wenn Sie die Gesetze der Natur verletzen. Die Naturgesetze sind unumstößlich – und wenn Sie sie brechen, sind Sie selbst der Verlierer. Doch wenn Sie diese Gesetze kennen und befolgen, hilft Ihnen die Natur, Ihre Fehler wiedergutzumachen.

Der menschliche Körper ist ein empfindliches Instrument und braucht besondere Pflege. Das ist der Grund, warum ich dieses Buch geschrieben habe. Ich möchte Ihnen zeigen, wie Sie für Ihre kostbaren Augen sorgen können.

Halten Sie das Programm für eine natürliche Gesundheit der Augen sorgfältig ein! Um den erwünschten Erfolg zu haben, müssen Sie ein positiver Mensch sein. Lassen Sie sich von nichts und niemandem aufhalten – verbessern Sie Ihr Sehvermögen!

Ich wünsche Ihnen junge, gesunde, strahlende Augen!

Patricia Bragg

Kapitel 12

Das Neueste zum Thema »Augen«

Gesunde Augen durch Vitamine und Mineralien

Ihre kostbaren Augen sind Fenster der Seele, Fenster zur Außenwelt und Fenster zur Innenwelt. Lange Zeit blickten Ärzte in die Augen, um den Zustand bestimmter »Irisfäserchen« zu erforschen. Sie suchten darin nach Hinweisen über Organkrankheiten. Die Irisdiagnostik ist heute wieder populär geworden; denn sie versetzt den Arzt oder den Heilpraktiker in die Lage, aus dem Zustand der Iris Rückschlüsse auf den Zustand des Körpers zu ziehen. Aber nur ein sehr erfahrener Praktiker kann einwandfreie Diagnosen liefern. Verfärbungen, blutunterlaufene Augen und Verletzungen der Iris sind Symptome einer Körperschwäche oder eines Mangelzustandes. Der Zustand der Augen ist die Folge der Ernährung, der Arbeit, des Spiels, des Körpertrainings und des Lebens in einer verschmutzten Umwelt. Sie müssen also wissen, wie Sie Ihre Augen am besten schützen. Viele Augenkrankheiten können durch bessere Ernährung, Körper- und Augentraining, seelische Stabilität und Umweltschutz gelindert oder geheilt werden. Der wichtigste Faktor ist die Ernährung! Die richtige Auswahl der Nahrung ist Voraussetzung für eine optimale Gesundheit der Augen!

Fehlernährung

Schuld ist, was Sie essen, und was Sie nicht essen!

Dr. G. Christakkes, der führende Ernährungswissenschaftler an der medizinischen Hochschule von Sinai, schreibt: *»Zwei Drittel der amerikanischen Bevölkerung leiden an einer chronischen Krankheit, die mit unserer Ernährung zu tun hat.«* Das betrifft notwendigerweise auch unsere Augen! *Robert Rodale* schätzt im »Prevention Magazine«, daß *»Tausende von Amerikanern wegen eines Vitamin-A-Mangels nachts schlecht sehen und daß zahlreiche Fälle von grauem Star und Glaukom mit der Ernährung zusammenhängen«*. Der graue Star besteht aus Abfällen, die sich auf dem Augapfel angesammelt haben und einen lichtundurchlässigen Film bilden.

Das Glaukom ist eine Ansammlung von Kammerwasser (die Flüssigkeit, die den Augapfel ständig schmiert). Wenn der »Abflußkanal« verstopft ist, steigt der Druck und Schäden treten ein. Vielen Betroffenen kann durch eine Ernährungsumstellung, Ergänzungspräparate, Augentrost (das ist eine Pflanze) und Fasten geholfen werden. Wissenschaftler der Universität von Colorado untersuchten 70 Frauen im Alter von 62 bis 99 Jahren und stellten bei allen Vitamin-A-Mangel fest. Ein Bericht des amerikanischen Landwirtschaftsministeriums belegt, daß veränderte Eßgewohnheiten seit 1929 die tägliche Zufuhr von Vitamin A erheblich verringert haben.

Eine Studie aus Nigeria beweist, wie wichtig eine richtige Ernährung ist. *Dr. Stanley C. Evans*, Forschungsleiter der Eye Centers Inc., schätzt, daß mehr als die Hälfte der Bevölkerung an Augenkrankheiten leidet; das sind zehn- bis fünfzehnmal soviel wie in Großbritannien. Er sieht einen unmittelbaren Zusammenhang zwischen diesem hohen Prozentsatz und der typischen nigerianischen Kost, die reich an Stärke und arm an Obst, Gemüse und Eiweiß ist. Es ist keine Überraschung, daß *Dr. Evans* Augenkrankheiten mit großem Erfolg durch eine Umstellung der Ernährung verhütet und sogar heilt. Wenn wir herausfinden, welche Nährstoffe für die Gesundheit der Augen notwendig sind und welchen Einfluß jeder von ihnen auf die Augen hat, können wir ein optimales Sehvermögen erlangen! Ich esse gern jeden Tag Sonnenblumenkerne, um mehr Vitamin A, B und C aufzunehmen. Sie schmecken köstlich mit organisch angebauten Äpfeln, Birnen oder Bananen. Nichts ist schöner, als nahe bei

Mutter Natur zu leben und ihren reichen Lohn zu empfangen – einen gesunden, glücklichen Körper! Dieses Buch stellt Ihnen ein vollständiges Programm für gesunde Augen vor. Es ist leicht zu befolgen, und der Nutzen ist groß.

Vitamine und die Gesundheit der Augen

Vitamin-A-Mangel verursacht Nachtblindheit, Xerophthalmie (trockene, verdickte Augengewebe), Keratomalazie (Erweichung der Hornhaut, eine sehr schwere Krankheit), Skotom (dunkle Fleckchen auf der Netzhaut), Hornhauttrockenheit, Bitot-Flecke (weißliche, eingetrocknet erscheinende Flecke im Lidspaltenbereich der Bindehaut), rauhe Lider und Konjunktivitis (Bindehautentzündung).

Fallstudien belegen, daß Vitamin A Störungen heilen kann, die auf einen Mangelzustand zurückgehen. 14 von 26 Patienten mit alkoholbedingter Leberzirrhose hatten nachts Sehprobleme. Sie bekamen täglich Vitamin-A-Zusätze, und nach zwei bis vier Wochen war die Nachtblindheit bei acht von ihnen geheilt. Zahlreiche Fälle von Konjunktivitis unter 199 Schulkindern wurden durch Vitamin-A-Beigaben geheilt. Ein Mann, der an Augenjucken gelitten hatte, berichtet, Medikamente hätten ihm nur vorübergehende Linderung verschafft, und schließlich sei er nachtblind geworden. Er behandelte sich selbst täglich mit Lebertran (reich an Vitamin A und D) und löste so sein Problem! Vitamin-D-Mangel kann zu Linsentrübungen führen, darum wirkt sich Lebertran günstig auf die Gesundheit der Augen und des ganzen Körpers aus. *Russel Ewing,* der 40 Jahre lang an Astigmatismus gelitten hatte, wurde nach und nach geheilt, als er seine tägliche Vitamin-A-Zufuhr erhöhte.

Bei den meisten Menschen besteht zwar keine Gefahr, an schweren Augenleiden zu erkranken; aber viele von ihnen sind dennoch mit Vitamin A unterversorgt. Wenn wir die Vorräte des Körpers nicht ständig auffüllen, verlieren die Augen ihre Fähigkeit, sich an die Dunkelheit anzupassen. Eine Unterversorgung mit Vitamin A schadet jedoch auch den Zellen, die für das Sehen bei Tag verantwortlich sind. Der Bedarf hängt unter anderem vom Beruf ab. Büroarbeiter, die bei sehr hellem Licht lesen, sowie Minenarbeiter und Fotografen, die bei trübem Licht arbeiten, benötigen mehr Vitamin A. Wenn Sie in den Bergen Skifahren oder sich am Strand in die Sonne legen, steigt Ihr Vitamin-A-Bedarf ebenfalls. Denken Sie daran, daß Schnee und Sand Licht reflektieren und daß diese Lichtfülle den Augen schaden kann. In solchen Fällen ist also eine Sonnenbrille ausnahmsweise einmal angezeigt.

Vitamin-B-Komplex: Ein Mangel an Vitamin B_1 (Thiamin) kann zu Schmerzen hinter den

Augen und zur Lähmung der Augenmuskeln führen. Eine neuere Studie stellt einen Zusammenhang zwischen B_1-Mangel und anderen Augenkrankheiten her. Bei 38 Patienten mit Glaukom war der B_1-Spiegel signifikant niedriger als bei 12 Gesunden. Als britische Ärzte zwei Kinder, die an schweren Augenproblemen litten, täglich mit 500 Milligramm Vitamin B_1 behandelten, normalisierte sich ihr Sehvermögen innerhalb von sechs Wochen. *John Yates* berichtet, daß *»Thiamin in anderen Studien benutzt wurde, um Störungen der Sehnerven zu beheben, die das normale Sehvermögen beeinträchtigten«.* Vier Patienten, die im Zentrum ihres Gesichtsfeldes blind waren, genasen, als sie Vitamin-B_1-Zusätze erhielten.

Ein Mangel an **Vitamin B_2 (Riboflavin)** kann zu Augenbrennen und -jucken, müden Augen, schlechter Sehkraft bei trübem Licht und anderen Sehfehlern führen. An solchen Störungen litten 47 Patienten in der Klinik der Univerität von Georgia, und bei allen wurde ein Vitamin-B_2-Defizit festgestellt. Als man ihnen dieses Vitamin verabreichte, ging es allen innerhalb von 24 Stunden besser. Nach zwei Tagen begannen die Symptome sich zu legen, und allmählich verschwanden sämtliche Störungen. Als das Vitamin B_2 abgesetzt wurde, traten die Symptome wieder auf.

Wissenschaftler haben außerdem bei 8 von 22 Patienten, die an grauem Star litten, Vitamin-B_2-Mangel festgestellt. Sie ziehen daraus den Schluß, daß *»die Verabreichung von Riboflavin ... die Bildung von grauem Star entweder verhindern oder reduzieren kann«*. Ein zusätzlicher interessanter Befund war die Tatsache, daß 20 % dieser Patienten Milchzucker nicht verdauen konnten. Dies deutet darauf hin, daß es für Diabetiker gefährlich ist, Milchprodukte zu essen, und daß sie auf eine ausreichende Versorgung mit Vitamin B_2 achten sollten. Vitamin-B_2-Mangel kann übrigens auch zu einer Vascularisierung, d. h. zur Bildung von Blutgefäßen in der Hornhaut führen.

Dr. Carlton Fredericks entdeckte, daß **Vitamin B_6** die Tränenproduktion erhöht. Wer an trockenen Augen leidet, kann oft Kontaktlinsen erst dann tragen, wenn er genügend Vitamin B_6 zu sich nimmt.

Ein Mangel an **Vitamin B_7** (Niacin)* kann geschwollene Augenlider, den Verlust der Augenbrauen und eine Trübung der Hornhaut zur Folge haben.

Dr. Dwight Stambolian und *Dr. Myles Behren* entdeckten, daß ein **Vitamin-B_{12}-Defizit** den Augennerven schadet. Ein 17jähriger Patient, der beim Lesen Schwierigkeiten hatte, wurde nach einer Reihe von Vitamin-B_{12}-Injektionen gesund.

* In Deutschland im allgemeinen nicht als Vitamin B_7 bezeichnet, sondern als Antipellegravitamin oder als Vitamin PP.

Eine ausreichende Versorgung mit dem Vitamin-B-Komplex ist offenbar Voraussetzung für ein gutes Sehvermögen. Eine Studie mit 900 indischen Schulkindern ist in diesem Zusammenhang aufschlußreich. 17 % von 715 Kindern, die mit B-Vitaminen unterversorgt waren, litten an Sehstörungen. Bei den 126 Kindern, die genügend Vitamin-B-Komplex zu sich nahmen, traten Störungen nur in 2 % aller Fälle auf. Nach einem anderen Bericht besserte sich das Sehvermögen eines 74jährigen, der an Augenverhärtung litt, als er seine Vitamin-B-Zufuhr erhöhte.

Ein Mangel an **Vitamin C** kann zu grauem Star, Linsenstörungen, Skorbut (u. a. Blutungen in den Augenlidern und im Augengewebe), Glaukom und Augengeschwüren führen. Eine Studie mit 51 Patienten mit kleinen Hornhautgeschwüren zeigte, daß in der Augenflüssigkeit nicht genug Vitamin C enthalten war. Die Hälfte dieser Kranken bekam täglich 1500 Milligramm Vitamin C. Die Geschwüre heilten daraufhin schneller. *Dr. Jonathan Wright* verwendete eine Lösung aus Vitamin C (Natriumascorbat) als Augentropfen, um ein Geschwür an der Hornhaut eines Patienten zu behandeln. Das Geschwür hatte auf die übliche Therapie nach drei Monaten noch nicht angesprochen. Die Vitamin-C-Tropfen brachten es innerhalb von vier Tagen zum Verschwinden!

Wenn die Insulinproduktion gestört ist, leidet auch der Vitamin-C-Transport darunter. Darum sind Diabetiker besonders anfällig für grauen Star. Wissenschaftler an der Universität von Maryland haben festgestellt, daß Vitamin C die Linse vor Chemikalien schützt, die durch Lichteinwirkung entstehen. Möglicherweise trägt dies auch zur Verhütung von grauem Star bei.

Ein Mangel an **Vitamin E** kann schwere degenerative Veränderungen der Retina und der Linse sowie grauen Star zur Folge haben. In Italien verabreichte man 400 Patienten drei Monate lang Vitamin E. Das Sehvermögen der Kranken verbesserte sich, und die Zahl der Blutgefäße in der Retina nahm zu. Eine kanadische Studie läßt darauf schließen, daß Vitamin E Diabetikern bei der Vorbeugung gegen grauen Star helfen kann, da es Gewebe vor Oxidationen schützt, die sich von Natur aus im Körper ereignen. Wissenschaftler am Nationalen Gesundheitsinstitut der USA haben kürzlich nachgewiesen, daß Vitamin E und Vitamin A in der Retina eng zusammenwirken. Vitamin E hat auf die Retina eine unmittelbarere Wirkung. Infolgedessen können sich Schäden, die auf Vitamin-A-Mangel zurückgehen, bei gleichzeitigem Vitamin-E-Defizit verschlimmern.

Mineralien und die Gesundheit der Augen

Kaliummangel kann zu Augenverhärtungen, schwachen oder trüben Augen, vorzeitiger Alterung der Augen und schwacher Sehkraft führen. *Dr. A. Huber* hat festgestellt, daß **Kalzium** bei Entzündungen der Pigmentschicht der Augen selbst in hartnäckigen Fällen helfen kann. In der Retina ist die Zinkkonzentration mit am höchsten. Studien an der Havard-Universität belegen, daß *»Zinkmangel den Vitamin-A-Stoffwechsel in der Retina stören kann«*. Forscher an der Universität von Maryland behandelten sechs Patienten, die an Leberzirrhose und Nachtblindheit litten. Ein Patient, der sowohl Zink wie auch Vitamin A erhielt, konnte nach einer Woche nachts wieder normal sehen. Drei Patienten, die nur Zink bekamen, gewannen ihr normales Sehvermögen ebenfalls zurück. Dagegen machten zwei Patienten, denen man nur Vitamin A verabreichte, innerhalb von zwei Wochen nur geringe Fortschritte. Als man ihrer Kost Zink hinzufügte, normalisierte sich das Sehvermögen auch bei ihnen.

Augentrost und andere Kräuter

Die Römer nannten die kleine Blütenpflanze Augentrost euphrasia, das heißt *»Heiterkeit durch besseres Sehvermögen«*. Dieses Kraut wird auf beiden Seiten des Atlantiks seit Jahrhunderten angewandt, um Augenbeschwerden zu lindern. Heute steht es im offiziellen homöopathischen Arzneibuch und als Augenarznei in einem medizinischen Standardwerk.

Dr. John R. Christopher, ein bekannter Kräuterfachmann, hat eine sehr wirksame Augenspülung aus dieser Pflanze entwickelt. Ein Juwelier, dessen Augen seit zwanzig Jahren immer schwächer geworden waren, wandte dieses Mittel sechs Wochen lang an, und sein Sehvermögen besserte sich ständig. Drei Monate späte konnte er ohne Brille arbeiten.

Dr. Christopher glaubt, daß diese Arznei *»ein wirksames Heilmittel bei grauem Star, Glaukom und anderen ernsten Augenbeschwerden ist. Es reinigt das Auge, senkt den Augendruck, baut neues Gewebe auf und regeneriert die Sehnerven«.* Verarbeitete Nahrung und Fabrikzucker haben dazu geführt, daß sich in den Augen der Menschen immer mehr Abfallprodukte ansammeln. Augentrost hilft, Schleim und Giftstoffe auszuscheiden. In der ersten Woche der Anwendung sind die Augen morgens nach dem Aufwachen oft voller Schleim. Diese Reinigung stärkt die Augenmuskeln und verbessert dadurch die Akkommodation (Fern-Nah-Anpassung). Wenn die Linse sauber ist, wird sie fast kristallklar, und die Lichtstrahlen bündeln sich ohne Störung auf der Retina.

Entsprechende Teemischungen und andere, ähnliche Arzneien sind in den meisten Reformhäusern erhältlich. Sie enthalten eine Reihe von verschiedenen Kräutern, die den Augen helfen: Cayennepfeffer, um das Augengewebe und seine

Durchblutung zu stimulieren; Gelbwurz, um infektiöse Bakterien im Augengewebe abzutöten; Wachsmyrte (Gagelstrauch) und rote Himbeere, um das Wachstum des neuen, gesunden Augengewebes zu fördern. Und schließlich enthalten diese Präparate noch Augentrost, das Kraut, das die Menschen seit 700 Jahren bei Augenproblemen anwenden.

Die Augenspülung ist einfach zuzubereiten. Geben Sie einen Teelöffel des Tees in eine Tasse kochendes destilliertes Wasser. Wenn der Tee abgekühlt ist und die Kräuter sich gesetzt haben, gießen Sie die Lösung durch ein Baumwoll- oder Wolltuch (nehmen Sie keinen synthetischen Stoff) in eine Glasflasche. Schütten Sie dann eine kleine Menge in eine gläserne Augentasse, gießen Sie sie über das Auge, und blinzeln Sie dabei einige Male. Mit dem anderen Auge verfahren Sie genauso. Spülen Sie die Augen so lange, bis Sie mit jedem Auge etwa zwanzigmal geblinzelt haben.

Wiederholen Sie diese Prozedur dreimal täglich, und versuchen Sie, die Augen beim Spülen immer länger zu öffnen. Wenn es Ihren Augen wirklich schlecht geht, können Sie die Spülung fünf- bis sechsmal am Tag anwenden. Verdünnen Sie die Lösung, wenn Sie die Augen ein wenig reizt. *Dr. Christopher* ist der Meinung, man solle außerdem zweimal täglich drei Kapseln von dem Präparat einnehmen. Verbinden Sie diese Behandlung mit richtiger Ernährung und Augenübungen, und Sie sind auf dem besten Wege zu klaren, gesunden, schönen Augen. Viele Menschen sind *Dr. Christopher* für seine Arbeit mit Kräutern dankbar. Und wenn Sie an ernsten Augenproblemen leiden, ist die Augentrostspülung auf jeden Fall einen Versuch wert. Offenbar hat das Kraut Augentrost den Test der Zeit bestanden, und die Natur hat es uns geschenkt, damit wir es nutzen. Es ist durchaus sinnvoll, alle natürlichen Methoden auszuprobieren, bevor man sich operieren läßt oder Medikamente einnimmt.

»Wenn das Kraut Augentrost nur so oft angewandt würde, wie man es vernachlässigt, würde es den Brillenmachern das Geschäft verderben.«
Nicholas Culpepper (ein Arzt im 17. Jahrhundert)

Rauch kann den Augen schaden

Der ständige Kontakt mit Rauch in kleinen Räumen reizt die Augen und kann zu Störungen führen. *Dr. McCarrison*, ein in Indien tätiger

Besser ist, die in Apotheken erhältlichen Augentropfen aus Augentrost anzuwenden! Soweit für die Spülung Tee nur aus Augentrost und stark genug verdünnt angewandt wird, ist nichts dagegen einzuwenden.

Arzt, stellte bei den Hunzas in Nordindien zahlreiche Fälle von Glaukom, grauem Star und rauhen Augenlidern fest. Er führt dies darauf zurück, daß die Hunzas in einem Loch in der Mitte des Wohnraumes Feuer machen. Der Rauch zieht durch ein Loch unmittelbar über dem Feuer ab. Darum leben die Hunzas oft in rauchiger Luft. In unserer hektischen, schnelllebigen Zeit befinden wir uns oft in einer ähnlichen Situation – beim Einkaufen, in Restaurants, bei geselligen Veranstaltungen, überall dort, wo viele Leute rauchen. Gute Ernährung und körperliche Bewegung tragen dazu bei, die Auswirkungen zu mildern.

Raucher müssen besonders vorsichtig sein. Tabak, Kaffee, Tee und Alkohol berauben den Körper seiner Vitamine und Mineralien. Wer täglich eine Packung Zigaretten raucht, benötigt etwa 100 Milligramm Vitamin C, nur um den Verlust durch das Rauchen zu kompensieren. Rauchen kann sogar Tabak-Amblyopie verursachen (Sehschwäche oder Blindheit), weil Rauch eine erhebliche Menge Zyanid enthält. Kanadische Studien belegen, daß eine Genesung möglich ist, wenn der Betroffene rechtzeitig mit Vitamin B_{12} behandelt wird. Dieses Vitamin kann die Krankheit sogar verhüten. Am besten ist es allerdings, das Rauchen aufzugeben. Retten Sie Ihre Augen und die Augen Ihrer Lieben!

Richtige Beleuchtung und Vorbeugung

Ohne Licht können wir nicht sehen! Bei schlechter Beleuchtung sehen wir nicht richtig, und vielleicht leidet sogar unser Sehvermögen darunter. Dennoch kümmern sich viele nicht um diese Umweltbedingung, die wir leicht beeinflussen können. Einer Londoner Studie zufolge verbesserte sich das Sehvermögen bei fast allen älteren Patienten schon dadurch, daß man in ihrer Wohnung stärkere Glühbirnen einschraubte! Möglicherweise dringt nicht mehr so viel Licht in die Retina, wenn wir älter werden. Studien deuten darauf hin, daß Arbeiter in mittlerem Alter mehr Licht und stärkere Kontraste zwischen Arbeitsplatz und Hintergrund benötigen als junge Arbeiter.

Daß wir in jedem Alter genügend Licht brauchen, ist keine Frage! *Dr. Philip Hughes* empfiehlt, einen Spiegel auf den Schreibtisch zu stellen, an dem man arbeitet. Wenn Sie in normaler Sitzhaltung eine Lichtquelle im Spiegel sehen, haben Sie die »ungünstige Zone« bestimmt. Meiden Sie grelles Licht und Reflexe – und verlegen Sie Ihren Arbeitsplatz. Wenn Sie zu Hause Probleme beim Lesen haben, holen Sie die Lampe näher heran. Stellen Sie sie rechts hinter sich auf, damit das Licht nicht reflektiert wird. *Dr. Robert Gillian* empfiehlt beim Lesen eine verstellbare »Ellbogen-« oder »Armlampe« mit eingebautem

Reflektor. Eine halbe Tischlänge entfernt, spendet diese Lampe zehnmal soviel Licht wie eine der üblichen Tischlampen. *Dr. John Ott*, der berühmte Lichtspezialist rät, beim Lesen mindestens eine 100-Watt-Birne zu verwenden und beim Fernsehen eine 40-Watt-Birne hinter uns brennen zu lassen.

Verzicht auf Sonnenbrille heilt arthritische Hüfte

Wenn Sie häufig eine Sonnenbrille tragen, sollten Sie über dieses Erlebnis nachdenken: *Dr. Ott* hatte Hüftarthritis und ging am Stock. Er trug eine Sonnenbrille. Nach einem Unfall verlor er die Brille und stellte fest, daß seine Arthritisschmerzen verschwanden! Als er wieder eine Brille aufsetzte, kehrten die Beschwerden zurück. *Dr. Ott* schloß daraus – in Übereinstimmung mit der Bragg-Theorie –, daß dunkle Brillengläser dem Träger das wichtige Sonnenlicht vorenthalten. Sie sollten also nur dann eine Sonnenbrille tragen, wenn es unbedingt notwendig ist – zum Beispiel zum Schutz vor grellem Licht auf dem Wasser, am Strand oder im Schnee. Wenn Sie sich vor fliegenden Partikeln schützen müssen, tragen Sie eine Schutzbrille. Das ist beispielsweise ratsam an staubigen oder windigen Orten oder wenn Sie in der Nähe von Maschinen arbeiten, die

Sägespäne, Plastik- oder Metallspäne oder andere Teilchen ausstoßen. Auch manche Rasenmäher können die Augen gefährden. Ich bestehe darauf, daß mein Gärtner beim Mähen eine Schutzbrille aufsetzt – wir haben mehr als 4000 qm Land hier in Santa Barbara (wunderbar, um barfuß zu gehen, zu joggen und Gymnastik zu treiben!).

Schützen Sie Ihre kostbaren Augen

Um ihr Bestes geben zu können, brauchen die Augen richtiges Licht, Training, Ruhe und gute Ernährung. Auch Sie können Ihre Augen schützen, wenn Sie ihnen geben, was erforderlich ist. Sie können Beschwerden vorbeugen und/oder die Genesung fördern. Aber es gibt noch ein anderes Problem, mit dem wir uns befassen müssen.

Dr. John Tobe berichtet, daß 75 % der jungen Menschen, die wegen Kopfschmerzen eine Brille tragen, ursprünglich keine Brille gebraucht hätten – daß sie jedoch heute eine brauchen, weil das Brillentragen ihre Augen geschwächt hat! Vergrößerungsgläser verringern die Belastung der Augenmuskeln und können so die Augen dauerhaft schwächen. Augenübungen, täglich angewandt, stärken die Augenmuskeln und machen sie geschmeidig. Bessere Ernährung und Augenübungen sollten der erste Schritt in der Behandlung sein. Brillen sind nur eine »letzte Rettung«!

Leider sind Brillenträger für viele Leute eine gute Einkommensquelle. Eine Verbraucherzeitschrift hat bestürzende Tatsachen aufgedeckt: *»Einige Augenoptiker fälschten Testergebnisse, indem sie die Augen ihrer Kunden mit Lichtblitzen traktierten. Eine Studie in New Jersey fand heraus, daß 88 % der Kunden von Optikern eine falsche Brille bekamen – einschließlich derjenigen, die ein perfektes Sehvermögen hatten und denen man Brillen aus Fensterglas aufschwatzte.«*

Was können Sie dagegen tun? Achten Sie zunächst darauf, die Grundbedürfnisse Ihrer Augen zu befriedigen. Achten Sie besonders auf Ihre Ernährung; denn es gibt immer mehr Anzeichen dafür, daß sie den Zustand der Augen beeinflußt. *Dr. Ben C. Lane* stellte erhebliche Ernährungsmängel bei seinen stark kurzsichtigen Patienten fest. *Dr. Hunter* ist der Meinung, daß kohlensäurehaltige Getränke die Blutgefäße im weißen Teil der Augen verengen und die Anfälligkeit für Kurzsichtigkeit erhöhen. Eine Studie belegt, daß Eiweiß dem Kurzsichtigen helfen kann. Eine um 90 % höhere Eiweißzufuhr führte bei einer Gruppe von Schulkindern dazu, daß sich ihre Kurzsichtigkeit nicht verschlimmerte, und in einigen Fällen besserte sich sogar das Sehvermögen. Eine zweite Gruppe änderte ihre Ernährung nicht, und bei diesen Kindern kam es zu einer »normalen« Verschlimmerung der Kurzsichtigkeit.

Dr. Stanley Evans und *Dr. Merrill J. Allen* haben ähnliche Auswirkungen der Ernährung auf Glaukome festgestellt. Und *Robert Rodale* hat Beweise dafür gesammelt, daß eine gute Ernährung sowohl Glaukome als auch grauen Star verhüten kann.

Zweitens sollten Sie bei Menschen Hilfe suchen, die ihre Therapie auf die Ernährung stützen. *Dr. Azar* hat sich beispielsweise mit dem Ernährungswissenschaftler *Dr. Mackie Shilsone* zusammengetan, um in der Azar-Augenklinik in New Orleans Patienten zu behandeln. Er stellte fest, daß eine richtige Ernährung und Körperübungen Operationen überflüssig machen oder den Zustand des Patienten derart verbessern können, daß chirurgische Eingriffe erfolgreich verlaufen. Weniger als ein Viertel der Patienten, die *Dr. Azar* aufsuchen, um sich operieren zu lassen, werden tatsächlich operiert. Er hat herausgefunden, daß Langstreckenläufe sein Sehvermögen verbessern, und andere berichten von ähnlichen Wirkungen. Möglicherweise fördern die Läufe den Kohlenhydratstoffwechsel. Immer mehr Ärzte räumen ein, daß eine Ernährungstherapie wichtig ist. Es ist immer besser, mit dem Körper zusammenzuarbeiten!

Ich weiß, daß eine Ernährungsumstellung verbunden mit täglichen Körperübungen und Augentraining sowie eine gute Ernährung die Voraussetzung für gesunde Augen sind. Folgen

Sie dem gesunden Menschenverstand, und erhalten Sie sich Ihre kostbaren Augen. Es ist selten zu spät, um Veränderungen im Körper und in den Augen herbeizuführen. Sie brauchen nur Ihre Lebensweise zu ändern, so wie ich es in diesem Buch beschrieben habe. Gesundheit, Frieden und Glück sind Gottesgaben, die auch Ihnen von Geburt an zustehen. Ich wünsche Ihnen eine strahlende Gesundheit!

Patricia Bragg

Über die Autorin

Dr. Patricia Bragg ist Spezialistin für Ernährung, Schönheit und Gesundheit, Beraterin für Führungskräfte, Hollywood-Stars, Sänger und Sängerinnen, Tänzer und Tänzerinnen sowie für Sportler.

Als Tochter des bekannten Gesundheitsspezialisten *Dr. Paul C. Bragg* hat *Patricia Bragg* selbst international Anerkennung erhalten. Sie leitet überall in den USA Gesundheits- und Fitneß-Lehrgänge für Frauen und Männer, Jugend- und kirchliche Gruppen. Außerdem führt sie Vortragsreisen in allen englischsprechenden Ländern durch. *Patricia Bragg* und ihr Vater sind Verfasser und Mitautoren der Bragg Health Libary (Braggs Gesundheitsbücherei). *Patricia* selbst ist ein lebendes und leuchtendes Beispiel für die von ihr und ihrem Vater vertretenen Lehren.

Mütterlicherseits stammt *Patricia Bragg* in der fünften Generation aus Kalifornien und ist von Kind an mit der natürlichen Gesundheitslehre aufgewachsen. In der Schule glänzte sie nicht nur im Sport, sondern gewann auch bedeutende Preise für ihre Studien und Beratungen. Sie ist eine außergewöhnlich gute Musikerin und Tänzerin, eine gute Tennisspielerin, Schwimmerin und Bergsteigerin. Als Studentin an der Universität von Kalifornien hat sie ihren Doktor der

Philosophie auf dem Gebiet der Gesundheitswissenschaft erhalten.

Patricia Bragg ist eine beliebte und begabte Gesundheits-Lehrerin.

Leben kann nicht aufrechterhalten werden, wenn man nicht Leben zu sich nimmt. Dies geschieht am besten dadurch, daß man seine tägliche Nahrung zu 60–70 % aus rohen Salaten und Gemüse bestehen läßt und dazu reichlich frisches, saftiges Obst zu sich nimmt.

Literaturverzeichnis über Bücher der natürlichen Gesundheitslehre

Die Bücher können Sie bei Ihrem örtlichen Lebenskunde-Gesprächskreis, bei der Versandbuchhandlung Bionika, 27718 Ritterhude, oder bei Ihrem nächsten Buchhändler beziehen. Wenn Ihr Buchhändler das von Ihnen gewünschte Buch nicht hat, bitten Sie ihn, im VLB (Verzeichnis lieferbarer Bücher) nachzusehen.

»Fit fürs Leben – Die Zeitschrift für Ihre Gesundheit«

Dr. Henry L. N. Anderson, »Ihre Gesundheit liegt in Ihrer Hand«

Hans Baumgardt

»Gesunde Kinder durch natürliche Lebensweise«
»Ohne Fleisch gesund leben«
»Ursachen und Heilung von Allergien«
»Wo finde ich was?« (Wegweiser für Gesundheitsliteratur)

Dr. Paul C. Bragg

»Gesund essen ohne Irrtümer«
»Gesundes Herz«
»Füße die Dich tragen«
»Schöne gesunde Haare«
»Wasser – das größte Gesundheitsgeheimnis«
»Wunder des Fastens«

Karl Wilhelm Bruno, »Priester, Tierschützer und Vegetarier«

Dr. Ralph Cinque, »Neue Lebensgewohnheiten«

Jakob Coudenhove-Kalergie, »Ein Neues Leben«

Harvey und Marylin Diamond, »Fit für's Leben, Teil 1 und Teil 2«

Harvey Diamond, »Unser Herz – Unsere Erde«

Marylin Diamond, »Neue Eßkultur mit SonnenKost«

Prof. Arnold Ehret

»Vom kranken zum gesunden Menschen durch Fasten«
»Die schleimfreie Heilkost«

Dr. Edwin Flatto, »Aktiv l(i)eben«

Dr. Edwin Flatto
»Gesund durch Bewegungstraining«

T. C. Fry

»Dynamische Gesundheit«
»Reines Wasser für die Gesundheit«
»Nie wieder Herpes«

Dr. Alan M. Immermann
»Vertrauen Sie Ihren Selbstheilungskräften«

Dr. Zane R. Kime, »Sonnenlicht und Gesundheit«
Manfred G. Langer, »Gesund werden – gesund bleiben mit Sonnen-Kost«

Lebenskunde-Schriftenreihe
Schrift 1 – »Milch, Quelle der Gesundheit oder Krankheit?«
Schrift 2 – »Lebenskraft durch Fleisch?«
Schrift 3 – »Fleisch, Ursache von Zivilisationskrankheiten«
Schrift 4 – »Gesund durch natürliche Ernährung«
Schrift 5 – »Unser Wasser, Ursache von Krankheiten«
Schrift 6 – »Vegetarismus gestern und heute«
Schrift 7 – »Gesund sein ist ganz einfach – 7 Schritte für Geist und Seele«

Studienreihe für GesundheitsPraktiker (Fernlehrgang)
Teil I, Briefe 1-6 – »Die natürliche Gesundheitslehre«
Teil II, Briefe 7-12 – »Ernährungsgrundlagen«
Teil III, Briefe 13-18 – »Wichtige Lebensbedürfnisse«
Teil IV, Briefe 19-22 – »Anatomie u. Physiologie des Menschen«
Teil V, Briefe 23-28 – »Richtige Lebensmittelbehandlung«
Teil VI, Briefe 29-34 – »Ungeeignete Nahrungsmittel«
Teil VII, Briefe 35-38 – »Verarbeitete Nahrungsmittel«
Teil VIII, Briefe 39-44 – »Gesundheitsschädliche Lebenspraktiken«
Teil X, Briefe 45-48 – »Fasten«
Teil X, Briefe 49-54 – »Ökologische Faktoren«
Teil XI, Briefe 55-59 – »Gesunde Kinder«

Teil XIII, Briefe 65-69 – »Medizinische Heilbehandlungen«

Teil XIV, Briefe 70-78 – »Krankheiten«

Dr. Robert W. Mc Carter

»Arthritis«

Prof. Dr. Michael Lukas Moeller, »Gesundheit ist eßbar«

Dr. vet. Donald J. Ogden, »Natürliche Haltung von Hunden und Katzen«

Divna Omaljev-Bongartz, »Tagebuch einer Schwangerschaft mit SonnenKost«

Dr. Bob Owen

»Roys Heilung von AIDS«

»Das Krebstagebuch der Ärztin Anne Rush«

Dr. Herbert M. Shelton

»Richtige Ernährung mit natürlicher Nahrung«

»Fasten kann Ihr Leben retten«

»Syphillis – Irrtum der Medizin«

Wolfgang Spiller, »Dein Darm – Wurzel der Lebenskraft«

Dr. John Tilden, »Mit Toxämie fangen alle Krankheiten an«

Dr. Norman W. Walker

»Auch Sie können wieder jünger werden«

»Darmgesundheit ohne Verstopfung«

»Frische Frucht- und Gemüsesäfte«

»Natürliche Gewichtskontrolle«

»Strahlende Gesundheit«

»Täglich frische Salate erhalten ihre Gesundheit«

»Wasser kann Ihre Gesundheit zerstören«

»Zurück aufs Land«

Helmut Wandmaker

»Willst Du gesund sein? Vergiß den Kochtopf!«

»Dick und krank oder schlank und gesund«

Stichwortverzeichnis

Bragg-Bücher I

Füße, die Dich tragen
Dieses kleine Buch klärt über die Ursachen von Fußbeschwerden auf, zeigt die Symptome von Fußproblemen und zeigt Wege für die Wiedergesundung der Füße, wozu Fußmassagen, Spezialfußbäder, richtige Ernährung, Fußübungen, richtige Körperhaltung usw. gehören.

Schöne gesunde Haare
Dieses Buch erklärt die Ursachen für kranke Haare und eine kranke Kopfhaut und zeigt auf, wie Sie Ihre Haare und Ihre Kopfhaut gesund erhalten können.

Gesund essen ohne Irrtürmer
Dr. Bragg versucht, Ordung in die verschiedenen Ernährungsempfehlungen zu bringen und erklärt die verschiedenen Ernährungsformen wie Mischkost, Rohkost, vegetarische Kost, Vollwertkost, Makrobiotik, Fleischkost, Getreidekost, richtige Lebensmittelkombination usw. Dieses Buch ist ein Leitfaden, der Sie aus dem Irrgarten der vielen Ernährungsempfehlungen herausführt.

Natürlicher Apfelessig
Reiner, natürlicher, naturtrüber, nicht destillierter Apfelessig ist eines der besten natürlichen Lebensmittel. Die tägliche Zufuhr von 1–2 Löffel Apfelessig führt zur Linderung und Besserung zahlreicher Krankheiten. Jeder kann seine Jugendlichkeit zurückgewinnen, wenn er sich an das *Braggsche* Gesundheitsprogramm hält.

Gesunder Körper – Gesunde Augen
Die Autorin stellt in ihrem Buch ein leicht durchführbares Gesundheitsprogramm vor, das zu einem besseren Sehvermögen führt. Dieses Programm basiert auf natürlichen Methoden, wozu eine natürliche Ernährung, ausreichende Vitamine und Mineralstoffversorgung, körperliche Bewegung, frische Luft, Sonnenschein, Augenübungen, Streßabbau und eine positive Denkungsweise gehören.

Bragg-Bücher II

Gesundes Herz auch im hohen Alter
Kardiovaskuläre Probleme sind heute in der zivilisierten Welt die Todesursache Nr. 1. Herzprobleme können jedoch verhindert bzw. in Schranken gehalten werden. Tausende von Menschen in der ganzen Welt haben ihr geschwächtes Herz wieder stärken können durch das in diesem Buch vorgestellte Fitneßprogramm fürs Herz, das eine natürliche Ernährung, viel Bewegung an frischer Luft, Verzicht auf Genußgifte, richtige Kleidung, reines Wasser, kein Salz, erholsamen Schlaf und regelmäßiges Fasten beinhaltet.

Wunder des Fastens
Mit dem Wissen über Fasten, das in diesem Buch enthalten ist, können Sie alle Furcht vor Krankheiten und vorzeitigem Altern verbannen. Regelmäßige 24stündige Fastenkuren reinigen den Körper. Sieben- bis zehntägige Fastenkuren verhindern Ablagerungen an Gelenken und Muskeln.

WASSER – Das größte Gesundheitsgeheimnis
Ohne Wasser kann der Mensch kaum 72 Stunden überleben, ohne daß er in einem halb-bewußtlosen Zustand verfällt. Aber es ist auch das Wasser, das vorzeitiges Altern sowohl beim Menschen als auch beim Tier verursacht. Dieses Buch enthüllt die Ursachen, warum Menschen und Tiere lange vor ihrer eigentlichen Zeit sterben.

Ernährung ohne Schadstoffe
Das Buch zeigt Ihnen, wie Sie sich von Schadstoffen wieder befreien können, die sich in Ihrem Körper durch falsche Ernährung, Medikamente sowie »Genußmittel« wie Kaffee, Tee, Alkohol, Nikotin usw. angesammelt haben.

Fit durch Rückengymnastik
Die Übungen in diesem Buch helfen Ihnen, zusammen mit dem dazugehörigen Gesundheitsprogramm, länger zu leben, stärker zu sein und Ihr Leben lang einen beweglichen, schmerzfreien Rücken zu haben.

Unsere Buchempfehlungen

Harvey und *Marilyn Diamond*

Fit für's Leben, Teil I

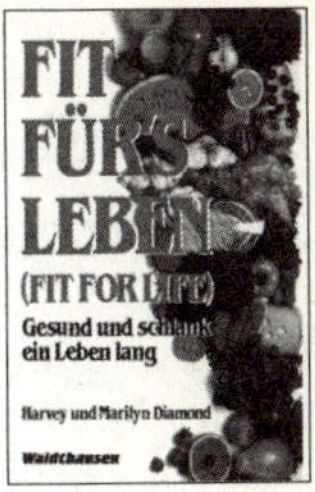

Gesund und schlank ein Leben lang

Der Gesundheits- und Fitneßplan ist ein Muß für alle, die Probleme haben, eine strenge Diät durchzuhalten. Das Geheimnis der vorgestellten Kost heißt Ernährung in der richtigen Zusammenstellung, damit die Verdauungszyklen ihre Arbeit leisten können. Wer diese einfache Methode befolgt, kann essen, was ihm schmeckt, und dabei nicht nur an Gewicht verlieren, sondern dieses Gewicht auch halten und sich dabei bester Gesundheit erfreuen. Dieses Buch enthält einen vierwöchigen Plan zur Gewichtsabnahme und zeigt, wie dieses Gewicht zu halten ist. Es bietet Menüs, Rezepte und Einkaufstips, die mehr Lebensmittel erlauben als je zuvor. **Weltauflage 12 Millionen Bücher!**

Das neue **»Fit für's Leben« Teil II** behandelt neben der Ernährung Fragen über Wasser, Luft, Schlaf und Ruhe, Sonnenschein, Bewegung und Sexualität.

Marilyn Diamond

Neue Eßkultur mit SonnenKost

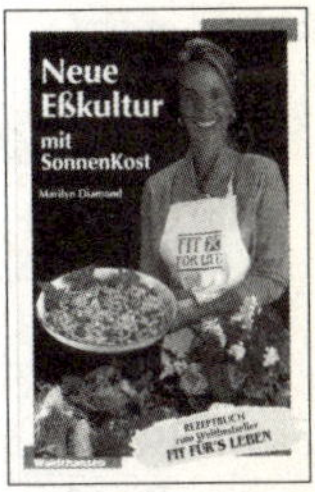

Nach »Fit für's Leben« I und II werden Sie dieses Rezeptbuch willkommen heißen, das die Ernährungsgrundsätze der »natürlichen Gesundheitslehre« unterstützt, die dem »Fit fürs Leben Programm« zugrunde liegen. Dieses Buch macht es Ihnen leicht, Ihre Ernährung auf SonnenKost umzustellen, denn es enthält auch Rezepte für Übergangskost, so daß Sie sich langsam auf reine SonnenKost umstellen können. Hier finden Sie Rezepte für frische Säfte, Obstsalate, knackige grüne Salate, Suppen, Sandwiches und auch Festtagsmenüs, die obendrein noch Spaß bei der Zubereitung machen. Es werden keine Kalorien mehr gezählt. Mit diesem neuen Eßvergnügen essen Sie natürlich und gesund.

Waldthausen Verlag · 27718 Ritterhude

Unsere Buchempfehlungen

Dr. *John Yiamouyiannis*

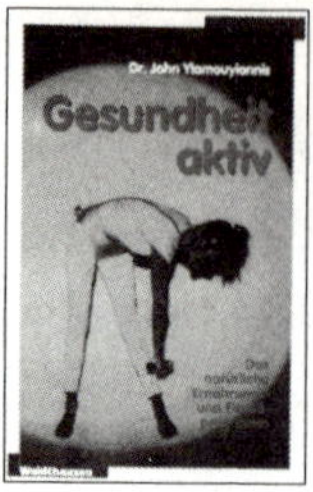

Gesundheit aktiv – das natürliche Ernährungs- und Fitneßprogramm

Das revolutionäre Gesundheitsprogramm für gutes Aussehen, Wohlbefinden und ein Leben ohne Krankheiten. Dies ist ein besonderes Gesundheitsbuch. Es verbindet Ernährung, Körpertraining, Umwelt, Schlaf und Psyche zu einem ausgewogenen Gesundheits-Programm, das Ihnen viel zu bieten hat: Es stärkt und verjüngt Ihre Muskeln, Bänder, Sehnen, Gelenke und Knochen – Es macht Ihr Herz und Ihre Lungen stärker und gesünder – Es verbessert die Entgiftung und die Ausscheidung – Es stärkt Ihr Immunsystem – Es regt Ihr Gehirn an – Es stimuliert die Hormondrüsen, den Stoffwechsel und die Sexualität auf natürliche Weise – Es vergrößert Ihre Muskeln und verringert Fettpolster – Es bringt gutes Aussehen und Wohlbefinden.

Dr. *Henry L. N. Anderson*

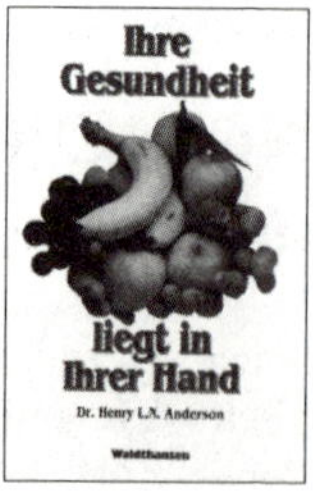

Ihre Gesundheit liegt in Ihrer Hand

Dr. *Andersons* Ernährungsprogramm klärt die vielen Irrtümer auf, die durch widersprüchliche Forschungsergebnisse und Presseberichte entstanden sind. Sie müssen nichts Besonderes einkaufen, mixen oder abwiegen; es ist – so Dr. *Anderson* – *»eine Rückkehr zur natürlichen Ernährung aus natürlichen Lebensmitteln«*. Das Grundprogramm verbindet körperliche Bewegung mit einer Ernährung aus rohen Früchten, Salaten, Gemüse, Nüssen und Samen in richtiger Kombination mit einigen weiteren »Gesundheitsregeln«. Dr. *Andersons* Programm ist einfach, und die Ergebnisse treten so rasch ein, daß dieses Buch Amerika im Sturm erobert hat. Sie können die Regeln in Ihrer Hand ablesen.

Waldthausen Verlag · 27718 Ritterhude

Unser Verlagsprogramm

Anderson »Ihre Gesundheit liegt in Ihrer Hand«

Baumgardt »Gesunde Kinder durch natürliche Lebensweise« – »Ohne Fleisch gesund leben« – »Ursache und Heilung von Allergien« – »Wo finde ich was?«

Baumgart »Unser täglich Wasser«

Becker »100 Jahre alt werden? Kein Problem mehr!«

Besson »Dynamisch leben durch Säure-Basen-Gleichgewicht«

Bragg »Natürlicher Apfelessig – Das Gesundheits-Elixier« – »Ernährung ohne Schadstoffe« – »Fit durch Rückengymnastik« – »Füße, die Dich tragen« – »Gesundes Herz auch im hohen Alter« – »Gesund essen ohne Irrtümer« – »Gesunder Körper – Gesunde Augen« – »Schöne gesunde Haare« – »Wasser – das größte Gesundheitsgeheimnis« – »Wunder des Fastens«

Bruno »Priester, Tierschützer, Vegetarier«

Cinque »Neue Lebensgewohnheiten«

Comby »Stärken Sie Ihr Immunsystem«

Coudenhove-Kalergi »Ein neues Leben«

Cournoyer »Impfen JA oder NEIN?«

Culbert »CFS – Das chronische Müdigkeitssyndrom«

Davis »Die Kraft der Berührung«

Diamond »Fit für´s Leben« I – »Fit für´s Leben« II – »Neue Eßkultur mit SonnenKost« – »Unser Herz – Unsere Erde«

Dries »Lebensmittel richtig kombinieren«

Ehret »Die schleimfreie Heilkost« – »Vom kranken zum gesunden Menschen durch Fasten«

Eppich »Alles schwingt – Bioenergie-Training«

Flanagan »Elixier der Jugendlichkeit«

Flatto »Aktiv l(i)eben in jedem Alter« – »Gesund durch Bewegungstraining«

Fox »Positiv Handeln durch positiv Denken«

Fry u. a. »Dynamische Gesundheit« – »Reines Wasser für die Gesundheit«

Gerson »Eine Krebstherapie«

Geryl »Topfit mit SonnenKost«

Hauck »Ärgere Dich nicht!«

Heybrock-Seiff »Richtlinien westlicher Atemtherapie«

Immerman »Vertrauen Sie Ihren Selbstheilungskräften«

Kime »Sonnenlicht und Gesundheit«

Langer »Gesund werden – gesund bleiben mit SonnenKost« – »Fit und vital«

Lehmann »Naturkleidung – Wolle, Seide – Baumwolle ...«

Lugerth »2000 Jahre Erfahrung im biologischen Gartenbau«

McCarter »Die Sexualität des Mannes«

Michael »Haargeheimnisse« – »Haarpflege für den Mann«

Moeller »Gesundheit ist eßbar«

Munson »Auch Sie können Glück im Leben haben«

Murray »Das neue Saftbuch«

Ogden »Natürliche Haltung von Hunden und Katzen«

Omaljev-Bongartz »Tagebuch einer Schwangerschaft mit SonnenKost«

Orth »Unheilbare Krankheiten – Im Spannungsfeld zwischen Schulmedizin und Naturheilkunde«

Unser Verlagsprogramm

Owen »Das Krebstagebuch der Ärztin Anne Rush« – »Roys Heilung von AIDS«

Peters »Hoffnung für Krebskranke«

Peterson »Fit fürs Leben durch kreatives Denken«

Pollmächer »Gesund werden – Ratgeber für biologische Heilweisen«

Pust »Die sichere Lust«

Sauer »Fußreflexzonentherapie mit Liebe und Licht«

Shelton »Fasten kann Ihr Leben retten« – »Richtige Ernährung mit natürlicher Nahrung« – »Syphilis – Irrtum der Medizin?« – »Nie wieder Herpes«

Speer »Die Hölle im Hintern«

Spiller »Dein Darm – Wurzel der Lebenskraft« – »Macht Kuhmilch krank?«

Stukenbrock »Strom-Monopol heizt unsere Atmosphäre auf«

Tilden »Mit Toxämie fangen alle Krankheiten an«

Walker »Darmgesundheit ohne Verstopfung« – »Frische Frucht- und Gemüsesäfte« – »Auch Sie können wieder jünger werden« – »Natürliche Gewichtskontrolle« – »Strahlende Gesundheit« – »Täglich frische Salate erhalten Ihre Gesundheit« – »Wasser kann Ihre Gesundheit zerstören«

Walker/Langer »Zurück aufs Land zur Selbstversorgung«

Wandmaker »Dick + krank oder schlank + gesund?« – »Willst Du gesund sein? Vergiß den Kochtopf!«

Yiamouyiannis »Früher alt durch Fluoride« – »Gesundheit aktiv«

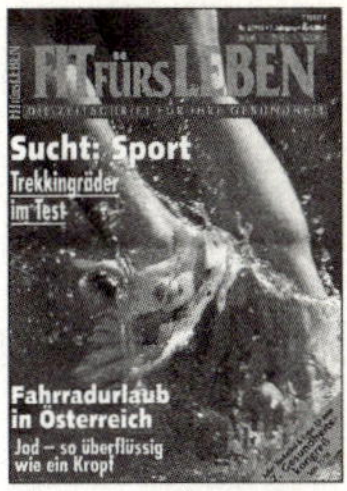

FIT FÜRS LEBEN

Die Zeitschrift für Ihre Gesundheit (6x jährlich, A4-Format, z. T. 4farbig, 48 Seiten)

Schaubilder:

- Lebensmittel-Kombinationstabelle
- Endokrine Drüsen
- Dickdarmtherapie
- Fußreflexzonenmassage
- Einheimische und exotische Früchte
- Vital-Transmitter

Wer ist der beste Arzt der Welt?
Natürlich unser Körper selbst!

Wie entfalten Sie Ihre Selbstheilungskräfte?
Werden Sie GesundheitsPraktikerIn
mit dem 2jährigen Fernlehrgang der natürlichen Gesundheitslehre

Waldthausen Gesundheits-Schule
DAS LEBEN LERNEN

Waldthausen Verlag · 27718 Ritterhude